新版

地球と人類を救うマクロビオティック

久司道夫
Kushi Michio

Macrobiotics Saves The Earth And Humanity

世界平和実現は食生活の改善から

たま出版

新版刊行によせて

今までは文芸社から出版されていた『地球と人類を救うマクロビオティック』が、このたび、たま出版から、もっと広く皆様にお読みいただけるように出版していただけることとなりました。

長い歴史を通じ、また現在も、私たち人類が直面している問題のすべて——身体の病い、心身の不安定、家庭の不幸、社会の乱れ、国際間の戦争など——は、自然と社会の環境、食生活と食文化にその原因を見出すことができます。

先哲のお教えを受けながら、過去50年、欧米の世界で、人間性の進化のために人生を捧げてきました。夢は限りなく地球を超えて宇宙に広がりますが、皆様方とともに、平和な世界の実現のために、朝も夜も果てしなく遊び続けていきたいと思います。

二〇〇一年一〇月一日

久司道夫

はじめに

一つの世紀が終わり、やがて新しい世紀が始まろうという時代の曲がり角にあって、私たちの住む地球は、いろいろなところで病んだ側面を見せています。食糧問題、人口の増加、公害・環境問題、核廃棄物の処理、エイズ・狂牛病その他様々な感染症の氾濫など、そのどれもが地球の将来を脅かし、世界は終末に一直線に向かっているかのようです。

そして、いまなお束の間の繁栄に酔う国がある一方では、相変わらず国際紛争という名の戦争が続き、飢えで死んでいく多くの人々がいて、毎日のように難民が増え続けているのです。

世界から日本に目を向けても、本来日本の行く末を担うべきエリートたちが起こす金にまつわるスキャンダル、少年たちの犯罪や事件の氾濫など、日本社会も荒れたまま、将来に明るい展望を描けないような状況にあります。

私たちは、どこに解決策を求めるべきなのでしょうか。

例えば、最近急激に増えている少年少女たちの犯罪に対して、家庭教育の崩壊、父性の失墜、テレビやゲームなどの影響、受験勉強に集約される詰め込み教育の弊害、宗教並びに道徳観念の欠如など、識者が上げる様々な指摘は、そのどれもが当たっているとはいえ、ではそれがすべてなのかというと、結局、そうではないといわざるをえないのです。そして、本当の原因がわからないまま、手をこまねいているだけではないでしょうか。

少年のナイフによる事件が増加したからといって、彼らからナイフを取り上げるだけでは根本的な解決にはなりません。彼らがナイフを持つ理由、事件を起こすに至った原因と、その背景にある彼らの悩みを理解し、取り除いてあげないことには、不幸な事件は形を変えて続いていくことになります。

結局、性急にものごとを解決しようとしても、なかなかうまくはいかないものなのです。それは世界の平和でも、私たちの健康でも同じことです。

世界の平和を願わない人はいないと思います。人類の健康と自然の美を願わない人はいないと思います。実際に、これまでも多くの先人たちがそれらを手に入れようとして、多くの論究を重ね、様々な行動を起こしてきました。

しかし、依然としてそれらを手にしたといえないのは、私たちがあまりに性急に、そして直線的に結果を求めすぎたためではないでしょうか。「急がば回れ」と、ことわざにはありますが、人生でも、勝負でも、研究でも、病気の治療でも、最短コースではなく、遠回りがそこへ至る一番の近道であるということは少なくありません。

すでにあらゆる方法・手段を試みてきただけに、私たちがやらなければならないのは、いままでとはちがうアプローチの仕方なのではないでしょうか。

そう考えれば、人生の真理も、幸せも、健康も、意外と身近なところにあることがわかります。そして人はしばしば、自分が探していたものが実は目の前にあるのに、そんな誰にでも目につくところになどあるわけがないと勝手に思って、別の場所を探しているものです。

「食」という字は「人を良くする」と書きます。中国には「医食同源」という言葉もありますが、私どもが展開するマクロビオティックの精神はここにあります。

言葉には私たちの知らない、あるいは意識していないものごとの本質や真理が何気なく現れていると感じることがあります。言霊《ことだま》という言葉は、まさにそうした事実を示すものではないでしょうか。

「食は人を良くする」という言葉の持つ意味に耳を傾け、素直に従うならば、見当ちがいな場所でありもしない解決策を掘り当てようとする必要などありません。

マクロビオティックが食と健康の問題から、心や平和の問題まであらゆる問題を解決する食事法であり、生活法であり、哲学なのだということは本書を読んでもらえばわかると思います。

病気一つとっても、実際にマクロビオティックによって、ガンやエイズをはじめ心臓病、糖尿病などの成人病、医者が見放した多くの難病に効果があることが、データ的に明らかになっています。ただそれにもかかわらず、そうしたデータを肝腎の専門家である医師たちがなかなか認めようとしないことも、もう一つの事実です。

四〇年近く、マクロビオティックを展開してきた私たちには、なぜ西洋医学が病気の原因としての食に目を向けず、命そのものを見ようとしないのか、不思議でなりません。

そして、他の科学同様、人間の体も病気もどんどん細分化し、断片的に研究することで病気の全体、人間のすべて、命の全貌を摑もうとするあまり、肝腎の命の流れ、生きている肉体の全体に目を向けようとはしないのです。

そうした中にあっても、西洋医学に限界を感じ、マクロビオティック並びに食物と病気との関係に着目する医師は確実に増えてきています。欧米の栄養学も、以前とは大きく様変わりしています。現在では、国連内にマクロビオティック協会ができている他、カーター元大統領をはじめ俳優のトム・クルーズ、歌手のマドンナなど各界の著名人の間で広まっています。

マクロビオティックや自然食、そしてオーガニックが世の中の主流になりつつある中で、アメリカの流通業界はオーガニック中心のスーパーが急成長。一般スーパーでもオーガニックのコーナーができるなど、大きく変わろうとしています。

そのマクロビオティックは私の恩師である桜沢如一《さくらざわゆきかず》が、率先して欧米社会から全世界に広めてきたものです。その教えを継ぐ者の一人として、最近の欧米社会におけるマクロビオティックの浸透ぶりは喜ばしい限りです。

しかし、そうした世界の流れの中で、残念なことに日本はマクロビオティックの展開に関して五年以上の遅れがあります。もともと日本古来の伝統食が基本になっており、欧米社会がその価値を認めている中で、肝腎の日本が、最も自分たちの伝統的な食文化の価値に疎《うと》く、いまなお欧米型の食生活を押し進め、従来なかった欧米型のガンや様々な病気を増やしているのです。

そんなナンセンスな状況を見るにつけ、私は自らの非力を実感するとともに、一日も早くこの日本でマクロビオティックを広めなければならないという思いを強くします。

マクロビオティックは病気ばかりではなく、現代の様々な問題を解決する〝魔法の杖〟なのです。一人でも多くの人が、マクロビオティックの精神を理解し、その実践を通して、自らの体と心の健康を手に入れ、さらに世界の平和と繁栄に貢献できる日が来ることを願っています。

本書がそのための指針となるのであれば、著者としてはこれに過ぎる喜びはありません。

一九九八年春

久司道夫

〔新版〕地球と人類を救うマクロビオティック◎目　次

第二章　久司マクロビオティックの軌跡……43

第四章　戦争のない平和な世界への五つのステップ……127

第五章　現代に蘇る陰陽の哲学……167

第一章　アメリカから見える日本の現実

医療技術が発達したら、治らない病気が増えた

世の中とは不思議なものです。

私たちは学校で1＋1＝2と教えられてきました。誰も、その事実を疑わないからこそ、算数も数式も成立しているのですが、その一方、現実には1＋1が必ずしも2にはならない多くのことを経験しているのです。そのことの意味をよく表現しているのが、万国共通といってもいい「急がば回れ」ということわざではないでしょうか。

つまり、効率だけを考えて、どこまでもプラスを重ねていけば、いつも最良の答えが得られるのかというと、世の中はそのようにはできていないのです。同様に、良かれと思ってやったことが、必ずしも良い結果をもたらすとは限らないから不可思議です。

日本には十八万を超える宗教法人が存在し、公称では人口の倍の信者がいるそうです。元旦には神社に初詣、結婚式やクリスマスはキリスト教。お葬式は仏教でという日本人のことを思えば、何の不都合もないとはいえ、そんな宗教熱心な（？）日本で、本来、宗教こそあらゆる煩悩を断ち、人々の心を安らかにするのに役立つはずなのに、実際には宗教団体が栄えて、信者数が増えるばかりで、なぜか心豊かで幸せな人々が増えているとは思えないのです。宗教の悩みや心の

問題が減ったどころか、逆に悩みが増え、宗教被害者が増えているのが実情なのです。これを大いなる矛盾と言わずして何といえばいいのでしょうか。

そうした皮肉な現実に目を向ければ、大半の既成宗教は無力であり、いまも雨後の竹の子のように乱立する数々の新宗教もまた、本当の宗教を求めている人たちの役には立っていないということだと思います。

そんな矛盾は別に宗教に限ったことではありません。似たような皮肉で寒々とした光景は、日本社会の到るところに見てとることができます。

先ごろ、日本で初めてのマクロビオティック医学シンポジウムが開かれたときのことです。パネラーはみな西洋医学に疑問を感じて、食養（食事療法）と東洋医学に本来の医療の在り方を求め、独自の道を探りながら医療に取り組んでいる医師たちです。

出席した友人の話では、演題の一つは三重の山下剛医師の「何もしない医療」。つまり、医療技術が発達し、開業医の数が増えた結果、どうなったかというと、病気が減るどころか、かえって病人が増えて治らない病気がどんどん生まれてきているのが実態なのです。そんな医療なら意味がないということで、その病院ではほとんど治療らしきことはしないということです。

山下医師は「大体、医者にかかると早く死ぬんです」「病気のほうに治る、治らないがあるんじゃないんです。治る人と治らない人がいるだけ。だから末期ガンといわれる人でも、治っていく人がずいぶんいる」「治した、治したと医者がいっているのは、実は治る人を治療していただけ」と語り、むしろ必要なのは本人の生き方の変換であり、具体的には玄米菜食を中心とした食事指導と、生き方について考えることによって治っていくというのです。

確かに『患者よ、ガンと闘うな』(文芸春秋)で物議を醸すとともに、多くの読者の共感を得た近藤誠医師の一連の発言に象徴されるように、抗ガン剤をはじめとしたガン治療の空しさと、西洋医学に対する不信を公然と口にする現役の医師が増えてきています。

岡山の篠原佳年医師は『快癒力』(サンマーク出版)の中で「病院だから病気の人を治しているのだろう。医学は進歩しているのだから、今は治らない病気もやがては治るだろう……もしこう思っていたら、失礼ですが、かなりのお人好しの見方といわなければなりません。医療現場がやっていることは、そんなことではありません。患者さんに病名をつけてほとんど治らない治療を施し、症状は少し和らぐが副作用の恐れのある薬を出し、そしてほとんどの患者さんを治していません」と、断言しています。

薬好き大国の日本は、世界一の薬の使用量を誇っています。世界の製薬の、およそ三分の一が日本で消費されているそうですから、日本人の薬好きも半端ではありません。

薬ばかりでなく、九五年で七三兆円の一般会計の三分の一以上の約二七兆円が医療費、という想像を絶する医療大国でもあります。その周辺にも数え切れないほどの健康食品や健康法、同工異曲の健康雑誌がひしめく中で、日本は一億総〝半病人〟の時代を謳歌（?）しているのです。

飽食と偏食の時代は何をもたらしたか

あるいは、日本の食に目を向けるならば、戦前戦後の飢えた時代がウソのように、日本の食卓は世界中から集まってきた食品で満たされています。日本の経済危機が取り沙汰される中で、大半の日本人はいまなお飽食の生活を続けているのです。

戦後、世の栄養学者のいうままに、学校給食とともに日本の一般家庭にも欧米型食生活が浸透。戦前にはほとんど庶民の口には入らなかった食肉・乳製品・卵・砂糖製品が広く日本中を席巻。栄養とカロリーを計算しながら、肉を食べ、サラダをとり、牛乳を飲み、甘いデザート類を口にしていったのです。

そしてまた、アメリカでは栄養価のないことからジャンクフード（ガラクタ食品）と呼ばれるハンバーガー、フライドチキンなどのファーストフード、カップラーメンをはじめとしたインスタント食品、アイスクリーム、コーラなどの嗜好品が、アメリカ文化の香りとともに日本の若者たちの主食代わりにまでなっているのです。

一方には栄養過多の食品類、もう一方にはほとんど栄養のないお菓子に似たスウィートな食品類が氾濫する。そんな飽食や偏食の氾濫する時代が私たちにもたらしたものは、何だったのでしょうか。

「衣食足りて、礼節を知る」と中国の古書『管子』にはありますが、衣食足り、飽食の時代を経て、いまの日本がそんな故事金言とはほど遠い状況に直面していることは、すでに知られている通りです。

日本の現状を見れば、誰にとっても「世の中はどんどん悪くなっている」というのが実感ではないでしょうか。かつて日本人全体を酔わせた〝一億総中流〟という幻想に彩られた生活はうたかたの夢と消え、バブル経済の絶頂から地に墜ち、いま時代の流れはバブル紳士ばかりでなく、本来そんな経済の潮流とは無縁の生き方をしてきた一般大衆をも奈落の底に追いやろうとしています。日本経済の失墜は、そのまま経済大国・日本の失墜であり、いまや日本社会全体に蔓延する悪疫のように日本の体力と抵抗力を奪い、中枢から末端まであまねく侵食しつつあります。

そして、世界の趨勢は、理想とはほど遠い方向を模索するかのように、ますます収拾のつかない混沌と混乱を極めようとしているのです。

ジュースとファーストフードが〝ジベタリアン〟を生んだ

私は、戦後まもなくアメリカに渡りました。

恩師・桜沢如一とともに争いのない平和な世界を創造するという自分なりの理想を胸に、アメリカに留まり、やがてボストンを本拠地にマクロビオティック、そしてオーガニック、自然食運動を展開してきた私にとって、外から見える故国・日本は常に気がかりな存在でした。

かつてよく使われた言葉に「アメリカがくしゃみをすれば、日本が風邪を引く」という言い方がありました。しばしば日本を訪れ、各地で講演活動を行うようになって、いま改めて思うことはよかれあしかれ日本はアメリカの後を追っているという事実です。

戦後、日本がアメリカを目指したのは第一にはその経済力でしたが、衣・食・住のすべての分野で、日本のお手本はアメリカだったといっても、そうまちがってはいないと思います。

自動車を例にとっても、４ＷＤで街を走ることも、ＲＶ（リクレーショナル・ヴィークル）人気も、アメリカ社会では二十年ほど前にセダンに飽きた若者たちから始まったものです。最近は重心の低いワンボックス車が日本でも目につくようになっています。

また、ようやく日本でもあらゆる分野でリモコンが流行っていますが、アメリカでは二十年も前から例えば自動車の車庫の開閉にまでリモコンが使われていました。アメリカでは当たり前のセルフサービス式のガソリンスタンドも、ようやく日本に上陸してきました。

一事が万事この調子で、家庭生活に目を向けても、アメリカの中流家庭では大昔から大型冷蔵庫が当たり前。リビングルームには米国製の大型テレビが据え付けられていたのです。

その一方、アメリカの中流家庭では当たり前であっても、中流の条件の一つでもあるプール付きの家となると、土地の狭いこともあって、とても日本上陸の余地はありません。結局、アメリカは日本のお手本であると同時に、モノマネをしている限りは、どこまでいっても手の届かない存在でもあります。

それでも、性の低年齢化、ジャンクフードの氾濫、幼児誘拐・虐待、セクハラなど、病んだアメリカの悩みまで、日本はあらゆる面でアメリカの後を追い、追い抜こうとしているようです。

アメリカでは性体験の低年齢化にともなって、近年生まれてくる子供の二八％が未婚の母からということです。ニューヨークには妊娠したティーンたちのためのハイスクールさえあるように、広いアメリカには日本ではとても信じられない現実があります。

そんなアメリカには、なんと「アメリカの胎児の四つの悩み」まであるということで、朝日新聞の特派員をしていた松山幸雄さんが『ビフテキと茶碗蒸し』（暮らしの手帖社）という本の中で紹介しています。

それによると、四つの悩みとは①私は果たして生んでもらえるのだろうか。②この二人は結婚するだろうか。③だれが私を育ててくれるのだろうか。④両親が何人できるだろうかというものだそうです。しかも、最近はこの四つの悩みに、新たに⑤私はエイズにかかっていはしないだろうかというのが付け加わったというのですから、アメリカの胎児も大変です。

こんな冗談のような話が冗談ではすまなくなっているのがアメリカ社会の現状なのですが、日本の友人たちの話を聞きますと、すでに日本にもその徴候は見られるという声が多いようです。テレクラの氾濫、援助交際や失楽園ブームによる不倫の蔓延、離婚の増加など、アメリカの胎児の五つの悩みは、日本の赤ん坊にも無縁ではありません。

確かに、銃や暴力が社会の隅々にまで浸透しているアメリカ社会と比べて、大きく異なるのは日本社会の安全性だと思いますが、この日本社会の良さも、今後いつまで続くのか保証の限りではありません。

髪の毛を茶色に染め、だらしない格好をした未成年がタバコを吸い、地べたに坐って清涼飲料水を片手にハンバーガーやソフトクリームなどを食べている光景は、日本の危機を象徴しています。彼らは地べたに坐るという生態から〝ジベタリアン〟と呼ばれるそうですが、若者世界にたまたま現れた流行にすぎないかというと、実はそうではありません。

子供のころから甘いお菓子を大量に食べ、清涼飲料水を水替わりに飲みながらカップラーメンやファーストフードを食べて育った若者たちは、背が伸びた分、立っている、あるいはちゃんと坐るという当たり前のことができなくなっているのです。その理由は、一言でいえば砂糖類のとりすぎ、およびその裏返しの関係にあるミネラル不足によって、自然にそのような姿勢をとるのです。

アメリカで売れなかった肉が日本でしゃぶしゃぶ肉に

アメリカでは、ここ数年、多くの酪農農家が倒産しています。私どもの拠点があるマサチューセッツ州のボストン近郊では、過去五年の間に三〇〇〇軒の酪農農家が倒産。アメリカの一部の州では、壊滅的な打撃を受けています。

その直接の原因は、生産効率を上げ、利潤の拡大を図るために、畜産農家は多数の牛を牛舎やケージに押し込め、成長を早め太らせるため、人工的な飼料にビタミン、ミネラル、蛋白サプリメントや抗生物質を添加する、いわば近代的な飼育システムそのものにあったのです。

効率と利潤を最優先に牛たちを狭いケージに密集させた結果、ストレスから病気になって死んでいく牛が増え、それを抑えるために、さらに大量の薬品や抗生物質を添加しなければならないという悪循環の中で、コスト高となり、結局、利益が上がらなくなったというわけです。

その一方で、アメリカにおいてマクロビオティックに対する理解が深まっていることから、消費者の牛肉離れが進んでいることもあって、ますます経済的に成り立たないのです。

同じような徴候は、中部など私たちの教育や活動が行き渡っていないところを除いて、アメリカのあちこちの州で起こってきています。それだけに、食肉業界は消費の落ち込みをカバーしようと、趣向を凝らした様々な広告を展開する一方、脂の多い部分などは除いて、赤身の部分を売るようにしたりと、いままで同様、肉を売ることに躍起になっているわけです。

そして、アメリカで消費の落ちた分、日本への輸出攻勢が激しくなり、アメリカでは売れない脂身の多い肉がどんどん日本に入ってきているのです。それが牛丼やしゃぶしゃぶ肉になるというわけで、アメリカの食肉業界にとって、日本は素晴らしいお得意先なのです。

けれども、現実はそれで乗り切れるほど楽観的な状況にはありません。日本でも牛肉が感染源であるO—157騒動が話題になり、英国の畜産業界をパニックに追い込んだ狂牛病がニュースになっていますが、一足先にアメリカではO—157や狂牛病が発生。毎年、三〇万頭の牛が原因不明のまま具合が悪くなって倒れてしまう「ダウナーズ」と呼ばれる症状を呈して死んでいっているように、すでに大問題になっているのです。

あるいは医療の現場では、院内感染が日本でも問題になっていますが、アメリカでも医療によって発生する病気が増えて、深刻な社会問題となっています。アメリカでは入院患者の六〇〜七〇%の人が医療によって発生する病気にかかり、それが原因で死んでいくといわれています。そんな状況だけに、アメリカでは医療が原因で起こる病気に関する委員会ができているほどなのです。

以前、ロサンゼルスの病院の医師たちが、就労時間や給料などの待遇改善を求めてストライキをしたことがありました。患者の生命を預かる医師たちがストライキをするとは、もっとも許されないことだと思うのですが、皮肉なことに医師たちが病院に出なかった数日間、入院患者の死亡率がガクンと減ってしまったのです。

新聞などのニュースを見ていますと、それが一つの病院だけではないだけに、その意味するところは決して小さなものではないと思います。

アメリカの病んだ現実の一端は、慢性病の増加、特にガンの発生率の高さを見れば、よくわかります。

一九〇〇年のアメリカでは、二五人に一人の人がガンにかかっていました。五〇年後の一九五〇には八人に一人。一九八五年には三人に一人の割合でガンが発生。現在は二人に一人のアメリカ人が何らかのガンに冒されていると、推測されるまでになっているのです。

ガン以外の病気に関しても、アメリカ社会は世界の病気の見本市といった観があります。心臓病、高血圧症、糖尿病などの成人病、様々なアレルギー症、肝炎やエイズ、ヘルペスといったウィルス性疾患、退行性疾患が、次々と問題となっています。

要するに、アメリカという国はこのままの状態では、健康面で崩壊してしまう。そして、健康を損なうことによって体が病み、心が病むばかりでなく社会そのものが病む結果となっているのです。

表面的には大きな国土と豊かな資源を持ち、世界中の情報を一手に握り、世界の警察官の異名を持つアメリカは、それに相応しい強国かといえば、決してそうではありません。束の間の繁栄と輝きを見せている経済体制や政治体制も、それを支えることができないまま行き詰まろうとしています。西欧文明を共有し、同様の食体系を持つヨーロッパ諸国でも、同じような現象が現れているのです。

一足遅れて、西欧文明を輸入してきた日本で、やがてアメリカやヨーロッパ諸国と同様の現象が起こってきても何の不思議ではありません。事実、大きな話題となっているエイズ以外にも薬も効かない、予防法もないという感染症が、私たちの周囲に氾濫しているのです。

まさにパンドラの箱を開けたかのように、エイズや病原性大腸菌O—157、狂牛病など新たなる感染症が先進諸国で猛威を振るっているのです。

狂牛病は草食動物の牛に肉を与えたことが原因

文明を優先するあまり、自然の秩序を無視した人間への自然からのしっぺ返しの例としてO—157と狂牛病を取り上げることにしましょう。狂牛病もO—157による食中毒も、ともに先進国における食の工業化の当然の帰結であり、コストや効率至上主義がもたらしたものだからです。

英国で発生した狂牛病でヨーロッパがパニックに陥り、英国産の牛肉および牛肉加工品が輸出禁止となり、英国の畜産業界は壊滅的な危機に瀕しています。その影響はヨーロッパばかりでなく、アメリカその他の国々をも巻き込んで、いまなお広がりつつあります。

最近の研究によれば、この病気は細菌やウィルスが原因ではなく、牛のプリオン（ホルモンの一種で、DNAなしで模写できる伝染性の蛋白質）が原因で起こります。プリオンは酵母から人までが普通に持つ蛋白質なのですが、この正常プリオンが何らかの原因で異常プリオンに変身し、やがて正常プリオンも朱に交われば……といった具合に増殖した異常プリオンが、神経系とリンパ系組織の中にたまって病原体となり、脳を海綿状（スポンジ状態）にしてしまうのです。

正式な病名の牛海綿状脳症はそこからきているのですが、脳を冒された牛が狂ったように興奮したり、フラフラ状態になり、やがて起きることができなくなることから日本では狂牛病と呼ばれているわけです。

狂牛病の原因である羊のプリオン病・スクレイピーは致死性の運動失調症で、十八世紀の終わりごろから英国で知られるようになった病気です。当時の英国では羊の系統改良が盛んに行われ、それまではほんの限られた一、二の系統の中に遺伝家系病としてあったスクレイピーを英国全土に広めることになりました。

一九八〇年代に至るまで、本来牛には見られなかった羊の病気が種の壁を超えて牛に伝わり、牛から人間に伝わって、やがて新型のクロイツフェルト・ヤコブ病を発症させるまでになったのは、なぜでしょうか。

狂牛病が問題になったのは、一九八〇年代のことです。

本来、種の壁に守られ、他の種には移行しないはずの羊の病気・スクレイピーが羊から牛へと伝染した原因は、スクレイピーに感染した羊の内臓や骨髄、神経などの非可食部分（肉骨粉）を十分に加熱せずに加工した蛋白質飼料を牛に与えたためでした。それに拍車をかけたのが、狂牛病に感染した牛からつくられた肉骨粉が使われたことだったのです。

英国をはじめヨーロッパでは一九二〇年代から羊や牛、豚などから食用肉以外のくず肉、骨などを集めて加熱調理し、脂肪を取り除いた残余物を乾燥させて粉末にし、家畜の飼料に蛋白源として加えることが行われていました。この処理システムをレンダリングと称し、その工場であるレンダリング・プラントはこれまで〝沈黙の工場〟として一般市民にはほとんどその存在が知られていませんでした。

しかし、アメリカでは毎年、二八六のレンダリング・プラントが密かに一二五〇トン余りの動物の死体、脂肪、食肉廃棄物を処理しているのです。その工場で得られた脂肪は獣脂としてワックス、ろうそく、石鹼、医薬品原料など多目的に利用されています。そして、最終的に得られた粉末が肉骨粉と呼ばれ、蛋白サプリメントとして家畜の飼料として使われているわけです。

牛はいうまでもなく、草食動物です。ずっと草や穀物飼料などを食べてきたのですが、自然界の捕食関係からは超えられない種の壁を、自分たちの都合で人間が崩してしまったのです。

もっとも、牛の飼料の中に羊の肉骨粉を徐々に加えるようになったとはいえ、その割合は八〇年代の初めには、全体の一%程度でした。それが、九〇年代には約一三%もの羊の肉骨粉が、飼料に入れられるようになったのです。

しかも、九〇年代には羊だけではなく牛自身の肉骨粉までをも、牛の飼料の中に混ぜるようになりました。アニマル・ヘルス・インスティテュートの報告書によれば、レンダリング・プラントに出される牛の残骸のうち、アメリカでは少なくとも一四%が飼料となって他の牛が食べるということです。形こそとどめないとはいえ、これは共食いそのものということになります。

人間に飼われた牛たちが、そんなことを望んでいるはずはありません。

自然の秩序を無視した結果、牛の中に異常プリオンという悪質な蛋白質が増殖し、それが脳を侵して牛が狂い死ぬ狂牛病を誘発するのです。そうした牛の飼料が英国だけではなしに、全ヨーロッパで使われ、それがアメリカにまで行き渡ってしまったのです。

アメリカ農務省は英国よりも「アメリカのほうが牛海綿状脳症（狂牛病）が広まってしまう可能性がある」と認めるまでになっています。

現在、日本の羊のスクレイピーの潜在率は、イギリスと比べて比較にならないほどわずかなものといわれています。しかも、仮に発生したとしても、原因となるプリオンは、一定以上の高温下では破壊されてしまうので、現在の日本の死亡獣処理方法のもとでは安全であるといわれていたのです。

ところが、現実にはすでに一九八一年に農水省の十勝種畜牧場で、七四年にカナダから輸入した羊から見つかっている他、本州および九州など、九六年六月までに五六頭の発生が確認されています。

狂牛病と新型のクロイツフェルト・ヤコブ病には長い潜伏期間があります。狂牛病に感染した牛は、成牛になったときに初めて症状を現します。牛肉を食べてクロイツフェルト・ヤコブ病に感染した人間も、潜伏期間が五年から数十年と長いため、すぐにその症状を示すとは限らないのです。

専門の研究者は発病までの潜在期間が長いので、一〇年から二〇年後には世界的なパニックが起こるのではないかと心配しています。いつか世界の各地で、原因不明の脳病が起こり、英国では毎年、二〇万以上の人が狂牛病で死ぬだろうと予測しています。

クロイツフェルト・ヤコブ病をめぐっては、日本でもドイツから輸入された「ヒト乾燥硬膜」の移植手術を受けた患者らが、国や輸入・販売業者らを相手に損害賠償を求める訴訟を起こしていますが、九七年末になると滋賀県内の患者の家族が「ヒト乾燥硬膜が感染媒体となってヤコブ病を発症し、死に至る危険性があることを知りつつ、輸入・販売を続けた」と位置づけ、「未必の故意が成立する」として、輸入販売業者を告発。殺人未遂容疑で告発状を東京地裁に提出したことが報じられていました。

ヤコブ病の発症に関して、刑事責任を問う動きは初めてということですが、同訴訟弁護団は輸入販売を許可した厚生省の担当者に対しても告発を検討しているということであり、ヤコブ病をめぐる一連の展開は、まさに薬害エイズの構図と酷似しています。実際、マスコミの一部では、この問題を〝第二の薬害エイズ問題〟として追及しています。薬害エイズという思いがけない展開を含め、日本でもエイズが無縁ではなかったように、狂牛病およびヤコブ病もまた決して対岸の火事ではありません。

狂牛病には、そんなエイズに似た怖さがあるのです。だからこそ「狂牛病のリスクを避けたいと思う消費者は、牛肉と牛肉加工品を食べるのをやめる以外に選択肢はありません」と、英国消費者協会は警告するのです。

それでは、魚なら安全かというと、ことはそう単純ではありません。

実は養殖のタイやハマチなどの餌にも、すでに陸上の動物の肉骨粉が入っているのです。魚にしても、それまで食べたことのないようなものを食べているのです。その影響が、どういう形で現れるのか、いまのところ何のデータも手がかりも私たちは持っていないのです。

水俣病は水銀が混ざった工場廃液が海に流れ込んだことによって、水俣の海で採れた魚を食べた猫が狂い死に、やがて海の魚を食べた地域住民の脳や体が蝕まれていきました。その意味では、日本中を騒動に陥れたO―157による食中毒や狂牛病といった〝食をめぐる世紀末的な現象〟は、いつか来た道ではないのでしょうか。

あらゆる食料を海外に依存する日本にとっても、狂牛病が無縁なものでないことはいうまでもありません。事実、そうした飼料で育った牛の肉が肉牛の自由化とともに、日本に入ってきています。輸入肉を使うハンバーガーからステーキその他、すきやきやしゃぶしゃぶなど、本来は和牛を用いたものにまで輸入牛肉が使われるようになっているのです。

O―157の原因は日本人の無菌好き

日本ではカイワレ大根が感染源とされたO―157は、基本的に動物の消化管の内部に棲息する微生物で、世界的なパニックの引き金となったのも牛が起源だとされているのです。一九八二年、アメリカで最初に発見されたO―157はファミリーレストランのハンバーガーが感染源でした。それ以来、アメリカでは一〇〇件以上の集団感染が報告されているように、O―157はいまも世界中で猛威を振るっています。

日本でも九〇年に、埼玉県の幼稚園で井戸水からの汚染で二人の園児が死亡。多くの被害者を出しています。九六年に大流行したO―157は全国四七の都道府県で検出されているように、日本も無縁ではありません。

そのO―157は私たちが肉類をはじめとした動物性食品を日常的に食べるようになる以前には、ほとんど問題とされることがなかった菌でした。事実、O―157に感染していても発症しない、多くの「健康保菌者」が存在するのです。

その人の年齢、健康状態、免疫力や抵抗力によって、結果がちがうこともあって、日本人の病的なまでの清潔好きの影響を指摘する声もあります。あらゆるものに抗菌グッズがブームになるような、ほとんど無菌状態の中で成長した日本人は、微生物と共存できるだけの抵抗力を身につけていないというわけです。

世界保健機構（WHO）が発表した九六年の年次報告は、世界各地で再び猛威を振るい始めた感染症を特集。「我々はいま、感染症の全面攻勢にさらされている」と警告しています。そして「感染症による死者は昨年二〇〇〇万人近くに達し、世界の全人口約六〇億人の半数は複数の感染症にかかる危険にさらされている」と書いています。

WHO報告によると、最近二〇年間で少なくとも三〇の新たな感染症が出現したということです。

その一方で、すでに克服したかに見えたマラリアや結核などが各地で息を吹き返していることは、ただの偶然ではありません。

医療技術の結晶と見えた魔法の新薬・抗生物質でしたが、その抗生物質に対する耐性菌が次々と出現し、さらに新しい抗生物質を開発する。そんなイタチごっこが行われてきた結果、病原菌を抹殺する以上に私たちの体を薬漬けにし、蝕んできたのです。

現代日本が抱える十大矛盾

現代文明は確かに、多くの人々にあふれるばかりの情報や多様な知識、物質的な繁栄、便利な技術を提供してきました。私たちがその恩恵を十二分に受けていることは否定できない事実だと思います。目を見張るばかりの科学技術の進歩につれ、私たちの知識は原子や素粒子のミクロ的世界から、地球という星を含めた宇宙のマクロ的世界にまで及んでいます。

その行き着く先には理想のユートピアがあると信じられた時代もありましたが、今日、次の新しい世紀をユートピアに一歩近づいたと見ることは到底できなくなっています。

私たち人類は、これまで数多くの困難な問題を解決してきました。しかし、その問題の解決は、実は常に新しい、より深刻な問題の発生を意味したともいえるのです。

あらゆる犯罪の多発、性の低年齢化、半病人及び疾病者の増加、教育の崩壊、政治・経済・社会体制の混乱、平和を常に脅かす地域紛争という名の戦争の砲声、繁栄の対極に存在する飢餓と貧困者の嘆き等々。幸福に満ちて見える世界の至るところに、不幸の陰を見て取ることができるのではないでしょうか。

そんな矛盾を以下に列記して、現代の世界そして日本の現状を考える材料にしたいと思います。

一、世界大戦後も続発する戦争

貿易や海外旅行の増加など、地球全体のグローバル化が進む一方で、平和と安定の美名の下に世界の到るところで地域紛争という形の戦争が行われています。平和憲法を持ち、戦争を放棄している日本でさえ、日米安保、ＰＫＯそして軍事ビジネスを通じて、戦争に一役も二役も買っています。世界の国々が核という形で持つ潜在的な破壊力は、一瞬のうちに地球全体を破壊するまでに拡大しています。

二、医療の拡大とともに増える疾病

医療技術の進歩、医療施設の増加、薬の消費量の伸長は、一億総〝半病人〟時代の現在、新たな患者と治らない病気をつくり出しています。国家予算の約三分の一を医療費が占める日本で、医療の矛盾が拡大しています。

三、不安を増幅する保険制度

私たちの寿命は伸び、豊かでより安全な生活が手に入ったはずなのに、ガンをはじめとした病気、交通並びに各種事故、失業、火災、地震、盗難、紛失、財産の損害、死亡、年金。その他、およそ考えられる限りの災難に対する保険制度が発達しています。その結果、現代人の肉体的精神的な不安が解消することはなく、さらなる不安を増幅する役割を果たしているかのようにしか見えないのです。

四、暴力と犯罪を生む教育、警察制度

教育が普及するにつれて、暴力や犯罪、利己主義が減少すると考えられていたにもかかわらず、実態はむしろ逆に暴力や犯罪が増大し、その一方で司法・警察の役割が拡大、強化されています。しかし、そんな教育体制、司法・警察制度をあざ笑うかのように暴力や犯罪が日常化しています。

五、情報化社会の中で崩壊する家庭

国際社会での情報化が進み、国と国の垣根が取り払われつつある中、逆に各家庭、家族間でのコミュニケーションや相互理解は、困難になっています。アメリカでは一〇組のうち八組の夫婦が離婚か別居という結末を迎えます。日本でも離婚数が、過去最高の二〇万件を超えています。何の解決策もないまま、親子の断絶もますます深刻なものになっています。

六、性の低年齢化と不倫の横行

援助交際という名の売春の温床となっているテレクラの氾濫、失楽園という美名のもとで拍車がかかる不倫の横行、同性愛など秩序のないセックスの氾濫など日本の性文化・風俗の現場は、乱れに乱れています。そうした現実がある一方で、最近ではセックスレスのカップルが話題になり、肉体的にも男性の精子数が減少してきているという事実が、広く知られるようになっています。男女の関係は社会の基本的な構成要素であるだけに、自然の秩序の乱れは、人類の未来に大きな影を投げかけるものとなります。

七、伝統的な精神と価値観の喪失

日本の伝統と文化に根ざした精神的な支柱としての宗教は、その力とともに魅力を失い、いまや惰性かビジネスでしかありません。また、社会的な人格を磨き、世の中の啓蒙に力のあった教育制度も、その権威を失い、単なるブランドか制度と化し、いじめ問題や競争を助長するものとなっています。次の世代のために、価値ある豊かな精神を育てあげるという、家族や地域社会の伝統は完全に失われています。

八、政治・経済・社会的権威の崩壊

豊かな社会がもたらした情報と知識の大衆化は、一握りの専門家が独占的に所有していた様々な情報を広く一般に解き放ち、それまでうかがい知れなかった権力内部の構造、権力者の素顔をも暴

くとともに、あらゆる分野における権威の失墜を招くことになりました。それは、かつて指導的立場にあったテクノクラートを大衆の身近な存在にしたという以上に、現在のあらゆる面での混乱と混迷の原因をつくりだした彼らに対する不信を大きなものにしています。混乱と混迷の時代だけに、政治・経済・社会すべてにおいて新しい秩序がいまほど求められている時代はありません。

九、伝統的な食体系の破壊

伝統的に穀物を主体にした食生活を送ってきた私たちは、栄養学者の唱えるカロリー、四大栄養素、ビタミンなど様々な栄養学信仰に洗脳され、数多くの牛や豚、鶏などの動物性蛋白質を得るために、大量の飼料を浪費し、束の間の飽食をほしいままにしてきました。しかし、その結果、私たちの肉体と精神が深く蝕まれたばかりでなく、大量に捨てられていく食糧がある一方で、地球の片側では飢えて死んでいく多数の難民の存在を生み出してきました。それもまた伝統的な食体系が破壊された結果の矛盾なのです。

一〇、壊滅的危機に直面する地球環境

豊かな資源エネルギーの消費によって支えられてきた私たちの繁栄はいま、地球環境の壊滅的な危機の中で、破綻に直面しようとしています。資源の枯渇、地球温暖化、オゾン層破壊、ダイオキシン汚染など、豊かな時代が生んだ大量の〝排泄物〟の海で、私たち人類は、なす術もなく苦しさに喘いでいます。豊かさの代償として得た皮肉な現実は、現代文明の根幹を揺るがす大きな問題となって、私たちの前に立ちはだかってきています。

唯一の解決方法がマクロビオティック

昔もいまも日本は世界でもっとも教育熱心な国民として知られ、その文盲率の低さは世界広しといえども、群を抜いています。高校、大学への高い進学率を誇るほど、教育水準が高く、沈没寸前とはいえ、いまも教育大国、経済大国と呼ばれています。

しかし、高度な教育によって、教育大国に相応しいだけのものを得たのかといえば、実はバブルが崩壊した後、すさんだ人心とそれを反映したような少年犯罪と上場企業トップが検挙されるという形での金融スキャンダルの花盛り。そして、大企業の倒産という異常な事態の連続というわけです。

日本には日本独自の条件があり、長所もあれば短所もあるように、あくまで日本は日本なのですが、戦後日本は様々な日本人の知恵や誇り、文化や伝統までも捨ててきているのではないでしょうか。アメリカから見える日本の姿は、異国を拠点にする者にとっては遠くから、従って全体が良く見えるだけに、羅針盤をなくしたまま大海をさ迷う船のように危うい存在に思えるのです。

何の打開策もないまま、日本も世界も絶望に彩られているように見えますが、一方に絶望があれば、もう一方には必ず絶望を乗り越えるための光明が用意されているものです。

どうすれば、正しい心と健康を手に入れることができ、さらに世界の平和、そして私たち自身の存続と繁栄への道筋を示すこともできるのでしょうか。

数多くの解決策が模索され、実際に試されてきています。しかし、その結果は常に満足できるものではありませんでした。いつも同じ過ちが繰り返されることから、私にはそう思われるのですが、それは私たちが性急に解答を得ようとするからではないでしょうか。

病気を治すために、私たちは大量の薬を飲み、あちこちの病院を駆けずり回ります。しかしその結果、病人が減らないばかりか増えているという事実は、すでに指摘した通りです。

心を癒し、不安や悩みを解消するために、私たちは仏教やキリスト教にすがり、新興宗教に熱中します。その結果どうなったかも、すでに述べた通りです。

だからこそ、私たちは「急がば回れ」という先人の知恵が役立つのではないかと、冒頭に示したのです。

この場合の「急がば回れ」とは、どういうことかというと、病気を治すのに薬や医療に頼らないで、別の方法を探すことです。心を癒し、不安や悩みを解消するために、宗教を頼りにしないということです。病を治す、心を癒す以前の問題として健康な体と心をつくることから始めるということなのです。

思い返せば、私たち人間は自然から遠ざかるにつれて、多くの貴重なものを失ってしまいました。どうすればいいのでしょうか？

野性の動物は基本的に病気にかかりません。もし、かかったとしても、生まれながらにして備わった自然治癒力で病気を治しますし、必要に応じて薬代わりの野草などを食べながら、体力の回復を図る能力が備わっているのです。

その同じ動物がペットとして飼われるようになると、私たち人間と同じような肥満や成人病に悩まされるようになるのです。私たち人間もまた高度な文明を手にし、その恩恵を受ける一方で様々な疾患、社会的な暴力、殺人や戦争、環境破壊などに悩まされるようになっています。自然とかけ離れるに従って、生物学的、心理的、精神的な退化を遂げているように思います。

私たちはどこでまちがってしまったのでしょうか。その答えは単純ではありませんが、ただ言えることは自分たちの過ちに気がついたら、気がついた時点で引き返すことだと思います。また、原点にもどることでしか、健康と平和、美とやすらぎに満ちた生活はあり得ないのではないでしょうか。

そして、そのための唯一ともいえる方法がマクロビオティックなのだということを、私は確信をもって示してきたのです。

第二章　久司マクロビオティックの軌跡

久司マクロビオティックとは何か

本題に入る前に、そもそも私がなぜ世界平和と人間の健康と幸福の問題を手がけるようになったのか、そしていまなぜ久司マクロビオティックを展開するという形で、食物と人間の健康に関して多くを語っているのかを明らかにしたいと思います。

それは、そのまま私たちにとっての環境と食物の重要性を理解する近道であり、マクロビオティックの思想と実践について知るための前提でもあると思うからです。

マクロビオティックとは本来はギリシャ語で「不老長寿、長生き法」といった意味ですが、今日、欧米では久司マクロビオティックの原点であり、恩師でもある桜沢如一の提唱による正食法、東洋の食事法などの意味で使用されています。その考え方は、すべての健康な肉体と精神、病気は食べ物と環境から来るというものであり、現代人の多くが病んでいるのは、食事の過ちであるというものです。

アメリカでは一九七七年に、従来の欧米型食生活が成人病の増加をもたらしているとの反省から、穀物菜食を中心とした食事への移行を打ち出した「アメリカの食事目標（マクガバン・レポート）」によって、アメリカ人の食生活は大きく変わっているのですが、それを推進する原動力となったのが、マクロビオティックだったのです。

国連には「国際マクロビオティック協会」が設けられている他、カーター元大統領が豆腐や味噌汁などの日本食を愛好しているのも、マクロビオティックの影響からなのです。

西洋医学の父と呼ばれる古代ギリシャのヒポクラテスは「健康には食物が関係する」と述べていますが、マクロビオティックという言葉そのものも彼が唱えた「マクロビオス」に由来しています。ギリシャ語で「マクロ」は「大きい」を、「ビオス（バイオス）」は「生命」を意味します。ヒポクラテスは、そのマクロビオスを「空気・水・場所について」と題するエッセーの中で「健康で長生きの人」のことを表す言葉として用い、自然の秩序と調和のとれた生活によって健康で平和な心が確立するための生き方を提唱。いわば宇宙の秩序に基づいた生活方法、具体的には環境と食物を十分に配慮した簡素でバランスのとれた食事をすることによって、健康で長生きをする「人間の理想的な生活方法」を「マクロビオティック」と呼んだのです。

この生活方法は、ギリシャ語で書かれた旧約聖書の中にも示されているように、実はキリスト教の根幹に流れる思想でもあったのですが、やがて時の流れの中で風化してしまいました。そのマクロビオティックは一八世紀後半になって、ドイツの医者であり哲学者のクリストルフ・W・フーフェラントによって、再び脚光を浴びることになりました。彼が書いた『マクロビオティック長寿法』という食事と健康に関する本がベストセラーになったのです。

それを再度、現代に蘇らせたのが日本の桜沢如一でした。結局、欧米人ではなく日本の桜沢が今日、欧米社会にマクロビオティックを定着させる礎《いしずえ》となったのは、生来「陰陽」や「易」などに親しみ、「医食同源」という中国四千年の知恵を知る私たちには、健康と食との関わりはごく自然に受け入れられる事実であったからだと思います。また、中国の古書『管子』には「命は食に属し、治は事に属す」とあるように、昔の日本人には「生命は食によって保たれる」という考え方は自然に身についていたのです。

個人的にも、桜沢は玄米・味噌汁・海草その他、伝統的な食べ物からなる簡素な食事によって、当時、死に至る病といわれた結核を治したことから東洋医学と東洋哲学を勉強。一九二九年には「易」の原理の現代版である無双原理＝実用弁証法を世界に問うべくパリに行き、自らの哲学と生活法を「無双原理」という言葉で広めていったのです。

その意味では、マクロビオティックとは世界中で何千年も前から実践されてきた食事法、そして生活法のことなのです。それは、自然の秩序を直観的に理解することから始まります。つまり、マクロビオティックでは病気や不幸とは「適切な食事と生活法をしなさい」と自然が諭している表れであり、私たちが環境と調和して生きていけば、こうした問題はなくなると考えています。そのため、マクロビオティックの食事は完全穀物と野菜、基本的にその土地で季節ごとに取れる伝統的な食べ物に基づいています。

私が展開している久司マクロビオティックとは、その桜沢の提唱したマクロビオティックを私なりに、いまの時代に合うように改良したものなのです。

海外では有名人の桜沢如一先生

ここで久司マクロビオティックの原点であり、私がもっとも大きな影響を受けた桜沢先生について簡単に紹介しておきたいと思います。

彼は海外ではジョージ・オーサワという名前で呼ばれ、世界三十カ国以上で七千回以上もの講演を行い、三百冊以上の著書を著すなど、日本よりもむしろ外国でのほうが有名です。一例を上げれば、先生はパリの名誉市民に選ばれ、一九六二年（昭和三十七年）にはフランスの代表的な週刊誌『ノワール・エ・ブラン』が五週にわたって「フランスを救う日本人」というタイトルで先生の業績や理論を紹介しているほどなのです。

年配の人ならば、岩波文庫や角川文庫に収められていたアレキシス・カレルの『人間、この未知なるもの』の訳者として、あるいは六百版を重ねたというベストセラー『食物だけで病気の癒る・新食養療法』（実業之日本社）の著者としてご存じかもしれません。

ボストンを拠点にする私もその一人ですが、現在も桜沢の薫陶を受けた弟子たちが遺志を継ぎ、ヨーロッパや北米、南米の各都市で「マクロビオティック」「オーサワ」「インヤン（陰・陽）」という言葉を掲げた書籍や雑誌を発行、自然食品店などを展開しています。

その日本での拠点が「日本ＣＩ協会」という組織ですが、このＣＩがまた、いかにも桜沢らしい命名だと思います。それは「Ｌｅ　Ｃｅｎｔｒｅ　Ｉｇｎｏｒａｍｕｓ（無知なるもののセンター）」の頭文字であり「小賢しい知恵を捨て、無知であることに徹底したものが真の幸福を得ることができる」という彼の思想を象徴したものなのです。

桜沢は一八九三年（明治二十六年）一〇月一八日、京都で生まれました。父親は彼が五歳のときに、家族を捨てて家を出ていき、その八年後には母が結核のため世を去ったため、若くして葉茶屋で働きながら学ぶという苦難を余儀なくされました。

一六歳のとき、母の命を奪った結核に桜沢もまた冒されました。病魔は肺ばかりか、腸にまで達し、一八歳のときには死を覚悟したということです。

そんな中で、彼は陰陽理論に基づき、食事による健康法を説いた明治時代の陸軍薬剤監・石塚左玄の著書を知り、彼が説く食養法を実践して結核を克服するのです。健康を取りもどした桜沢は、二〇歳で商業学校を卒業すると、神戸の貿易商社に就職。その語学力を活かしてビジネスに腕を振るうかたわら、石塚左玄の弟子たちが運営していた社団法人食養会に参加しました。

一九一九年（大正八年）には、ローマ字による国字改革論に共鳴、ローマ字文芸誌『ＹＯＭＩＧ

ＡＥＲＩ』を創刊。戦後の世界政府協会、世界連邦建設同盟など、世界への展開につながっていくのです。一九二四年、食養会の会長となって健康指導を行っていた桜沢は、やがて時代の変化の中で現状に満足できず、ビジネスの分野から身を引き、数々の論文や書物を発表、講演会や健康指導を行うようになりました。

一九二九年（昭和四年）には、陰陽に基づく東洋思想を欧米に広めようと、単身でフランスに渡り、ソルボンヌ大学などで学んだりしながら、日本の本の翻訳の他、生け花、茶の湯、鍼灸、柔道など、日本の紹介記事を書いていました。やがて『東洋の哲学、および科学の無双原理』を出版し「宇宙万物は陰陽よりなる」との無双原理を展開。後にドゴール政権の文化相となる作家アンドレ・マルローや、詩人のポール・ヴァレリーなどの知遇を得るようになっていったのです。

しかし、一九三一年（昭和六年）に満州事変が勃発し、日本が戦争状態に陥ったため帰国。独自に食養会を旗上げ、講演会や健康指導を行って弟子を育てるかたわら、太平洋戦争を始めた東条英機他、当時の日本のリーダーを批判。ユダヤ批判を展開し、一時はナチズム礼讃を行うなど、特高ににらまれながらも、常に時代の先端で歴史と関わりながら、世界を舞台に激動の時代を駆け抜けていきました。

戦後、公職追放となっても、半ば無視した形で相変わらずの活動を行い、一九五三年（昭和二十八年）からはインド、アフリカ、ヨーロッパ、アメリカ大陸を転々と移動、各地で講演と著述の旅を続けるようになったのです。

桜沢について、簡単に紹介している阿久津淳著『マージナルサイエンティスト』（西田書店）には、彼が現代史に関わった、いくつかのエピソードが次のように書かれています。

〈第二次世界大戦の開戦十カ月前に日本必敗亡国論を展開しているかと思うと、ガンジーの暗殺を五年前に予言し、敗戦約十カ月前にスターリンとの直談判でソ連に日米を仲裁させようとして、ハルビンに密航。そればかりか、敗戦後まもなくマッカーサーに『特高を廃絶せよ』の一文を送ったりもしている。五六年（昭和三十一年）にシュバイツアーに会って食養を説き、六二年にはニューヨーク名物の五時間放送討論会に出演。翌年ケネディ暗殺を予言し、そのニュースが『ヘラルド・トリビューン』紙の第一面に掲載された。

精神文化オリンピックを提唱し、世界政府運動を進める一方で、六四年にはケルブランの唱える原子転換の実験に成功したと宣言。桜沢は、原子転換を第三の産業革命の原動力と考えていたことから、TAO（オーサワ原子転換研究センターHEDES）を発足させた〉

そんな数々の〝武勇伝〟とともに、日本人ばなれしたケタ外れの行動力で、「世界は一つなり」というマクロビオティックの世界観を世に広めるため、八面六臂の活躍をした彼の生涯を綴っていくとキリがないのですが、広い世界を舞台に渡り歩いた桜沢は、一九六六年（昭和四十一年）四月二十四日に波瀾の生涯を閉じました。

桜沢の遺志は日本CI協会に引き継がれている他、いまも彼の弟子たちが日本および世界各地でその仕事を受け継ぎ、マクロビオティックの運動を展開しています。

様々な領域で東西文化の融合が必要とされている現在、桜沢の仕事と生涯、その功績は無視できないばかりか、いまこそ再評価されるべきときではないでしょうか。

私と桜沢先生との出会い

私が初めて桜沢如一という名前を知ったのも、最初はアメリカからの手紙によってでした。第二次大戦時、東京大学で政治学と国際法を学んでいた私は、在学中の一九四五年六月、学徒動員され、その二カ月後に終戦を迎えました。しかし、九州の陸軍部隊に駐屯中、原爆が投下された広島・長崎の悲劇をつぶさに見たこともあって、私は大学に戻ると、当時の世界連邦、世界政府をつくろうという世界的な動きに興味を引かれました。

そのため、北米世界連邦協会にコンタクトしていた私に、北米世界連邦協会は神奈川の日吉にあった世界政府協会を訪ねることを勧めたのです。その小さな組織を主宰していたのが、海外経験も豊富で東洋と西洋の思想を統合することを説いていた桜沢でした。

一九四八年の夏、初めて日本CI協会の前身であるメゾン・イグノラムス（愚かなる者の家・M

Ｉ塾）と呼ばれていた桜沢宅を訪れた私に、桜沢は「君は大学で何を学んでいるのかね？」と聞きました。

当時、私は東大総長の南原繁、政治学科の堀豊彦、キリスト教の伝導に献身された賀川豊彦といった先生方に師事していましたので「大学では世界平和といった問題を勉強しています」と答えました。すると、先生は「君、もし世界平和を実現したいならば、世界平和の問題に食事の原理を弁証法的に応用することを考えたことがあるかね」と、思いがけないことを言いました。

「どういう意味ですか？」

「食物の弁証法、食物の原理を弁証法的に世界平和に応用することだよ」

そのときの私には何のことかわかりませんでした。

「どういうことなんですか？」

首を傾げるばかりの私に、彼は「食物と平和の関係だよ」と、そんなことも考えたことがないのかというような口調でいいました。

文化人類学的な研究ならいざ知らず、人々の食事に目を向けるという視点など、政治学はもちろん社会科学全般を見渡してみても、まったくといっていいほどありませんでした。口をポカンと開けて「はあ？」としかいえない私に、彼は「君、ときどき来たらどうかね」といいました。呆気にとられた私は大学に戻り、この問題について何人かの教授と話し合いましたが、関心を示す者はただの一人もおりませんでした。食事の問題を社会科学と結びつけることなど、まったくナンセンスなことだと思われていたのです。

「桜沢先生というのは、どのような方なんでしょうか？」という私の問いにも、大学の先生たちの返事は、判で押したように「あの人は食養理論か何かをやっている人で、世界平和とか世界政府運動なんかには関係ないはずだよ」というものでした。

そんなこともあって、何となく敬遠していると「世界政府に関する集会があるので来るように」という電報が届いたのです。目上の方がわざわざ一大学生でしかない私に電報をよこしてくれたというので、失礼にならないように出かけていきました。日吉の家に行くと若い学生たちが十人ほど集まって、ディスカッションをしていました。

そのディスカッションの輪に私も加わることになり、それ以来、一、二週間に一回ほどの割合で訪ねていくようになったのです。しかし、彼は食物のことは何も語りませんでした。その代わり、哲学と世界平和のことばかり話していました。

食事の後に行われる彼の講義を聞きながら、私は自分で考えていた、命というものは永遠であり、全人類は一つであるという確信を、どう伝えていったらいいかという方法について、彼の話し方が非常に参考になったことを憶えています。

世界連邦運動が各国で積極的に展開される中、各国の関係者間の交流もまた盛んになり、日本にも、当時アメリカで副総裁をやっていた平和運動家のノーマン・カズンズが来日。私も会って話す機会がありました。

そんな関係から、ノーマン・カズンズが保証するというので、一九四九年一〇月、私は世界連邦に関する会議に出席するため、アメリカに渡ることになったのです。それが東大の大学院二年のときでした。

アメリカに渡った私は、人間性向上の方法を模索

アメリカに渡った私は、まずロサンゼルスでアルバイトをしてお金をためて、ニューヨークに行きました。そしてニューヨークを拠点に、世界連邦の研究のためにコロンビア大学の大学院で、世界連邦の設立に関する多数の論争や議論、報告書に目を通す一方、二十世紀中に公表された、この種の世界組織のための草案を調査し、検討する機会に恵まれました。

私は政治学の図書館に籠って、多種多様な文献を調べました。中世の文献や近世の資料にも目を通しましたが、主として調べたのが世界政府や世界連邦に関する一九〇〇年以降の文献でした。

調べてみると、アメリカの国会では一九〇〇年代から毎年のように、その外交指針の最終目標を「世界連邦政府の建設におく」という指針が出ていました。しかも、それが第一次大戦が終わった

頃には、非常に活発な動きになったのです。その結果できたのが、国際連盟だったのですが、それもまだ世界政府ではないわけです。

似たような動きは、その後、第二次大戦のときにも再び盛んになって、いろんな文献や書物あるいは国会などでも、活発な討議が展開されていたのです。そして、第二次大戦後の一九四五年一〇月に国際連合ができたわけです。それもまだ世界政府ではありません。

しかし、世界連邦をつくろうという試みは、その後も続いていました。そんな一つの例として一九五〇年初め、米国議会での決議の一節を紹介しましょう。

「この決議は、国際連合の強化と発展を議会が支持することを記録すべくなされたものである。下院（上院は合意ずみ）は、次のことを決議した。すなわちアメリカ合衆国を支持し強化すること、そして世界法の制定、公布、施行によって、平和を維持し侵略を防ぐに足るだけの明確に限定された武力を所有する世界連邦、すべての国に開かれた世界連邦の発展を探求することが、米国外交政策の基本的目的である」

いずれにしろ、世界連邦政府を実現しようという意向自体は、かなり古くからあったわけです。そこで、私はその当時六十以上あった世界連邦政府の憲法草案を全部集めました。

その比較検討をしているうちに気がついたことは、それぞれの国や人種間で言語問題があるし、教育のレベルなどもちがうという事実でした。そればかりではありません。宗教問題がある。貧富の差があるといった、様々な問題が出てくるわけです。特に、白人と黒人の間には大きな隔たりがありました。そうした問題を一体、どのように調和していったらいいのかということでした。

様々な憲法草案を調べたり、世界連邦に関する会合に出席したりしているうちに、社会構造を変えただけでは世界平和を完全に実現することはできないのではないか、という疑問が頭をもたげてきたのです。

「果たして心の問題や私たちの健康問題はどうなるんだろう。人間には憎しみとか怒りの思いがある。これはどうなるんだろう。人種偏見というものはどうするのだろう……。こうした基本的な問題が解決しない以上、組織として世界連邦や世界政府をつくっても、本当の解決にはならないのではないだろうか」

確かに、世界連邦ができれば、核兵器や破壊兵器をコントロールすることはできるかもしれません。しかし、私には人間の心に深く根差した憎悪や偏見、差別を取り除くことは難しいように思われたのです。

そこで私は当時の世界連邦政府の提案者であるノーマン・カズンズやアルバート・アインシュタイン、トーマス・マン、アプトン・シンクレア（米国の社会主義作家）、ジョン・R・オッペンハイマー（原爆をつくった科学者）などに教えを請いました。あるいは、インドのジャワハルラル・ネール首相をはじめ、世界の秩序の回復と平和のために力を注いでいる指導者たちにも手紙を書きました。

彼らの示唆や忠告は、みな同じでした。
「将来の核戦争を回避するためにも、世界連邦政府は絶対に必要だ」というものでした。ところが

私が一番知りたかった「人間性をどのようにしたら高めることができるか」ということについては、異口同音に「わからない」というのです。

そして「われわれは失敗した。ギリシャ以来、あるいはそれ以前のエジプト文明以来、われわれは国をつくり、政府や法律を整えるなど、様々なことを試みてきた。人間性を高めるために宗教を興し、教育制度を普及させてきた。さらに世の中をよくするために、ありとあらゆることをやってきたが、それにもかかわらず病気は増える、人間性は悪くなる、犯罪は増える、戦争はなくならない、人種偏見は相変わらずひどい、もうどうしようもない。私には何が決め手なのかわからからない」と、口を揃えていうのです。

私が懸命に答えを探し求めていた当時、そんな中の一人に『人間性の再建』(リコンストラクションン・オブ・ヒューマニティ)という本を書いたロシア系の社会学者でピィティリィム・ソロキンという人がおりました。すでに高齢で現役を引退していた彼を、私はハーバード大学の研究所に訪ねていきました。

彼はカトリックの数多くの聖人たちの事跡を収集、分析して、そこに共通項があるかどうかの研

究をしたというのです。聖人といわれる人たちには、必ず「利他愛」というものに関する共通項があると信じて研究に没頭したのですが、結局、見つけることができなかったのです。

彼は非常に失望して、私が会ったときには「自分の人生はまったく徒労だった」と語りました。そして「もしその問題を本当に追求しようと思うならば、そのための学校もなければ、教科書もない、先生もいない。自分でやるよりほかにない。自分の生涯を賭けて、それで解決できるかどうかもわからない。もちろん金だとか、地位だとか、名誉とかも考えられない。しかし、その問題を解決しない限り、人類は良くならないことも私は知っている」と、忠告してくれたのです。

結局、私は「未来の戦争を避けるためには世界連邦政府の設立が必要だが、それだけでは理想的な世界を実現することは不可能だ。世界の平和と全人類の幸福のためには、何よりも私たち自身の人間性を高め、健康な肉体と健全な精神、限りない英知を持つ必要がある」ということをはっきり悟りました。それはまた「人間性が現在のレベルにとどまる限り、争いや対立、犯罪、紛争が絶え間なく、どんな政治的手段で合法的に打ち立てられた世界的秩序でさえも、再び破壊されてしまうにちがいない」ということなのです。

私はそう確信すると「こうした根本的な問題を、どうしたら解決することができるのだろうか」と自らに問いかけました。

本来、その答えと解決のための鍵を持っているはずの宗教は、ここ数千年の間、様々な解決策を示してきましたが、その一方で血の対立を見てきているように、根本的な問題を解決することはできておりません。あるいは、近代的な教育、司法、経済、政治の変革、そのすべてがいまだ決め手となるような答えを一つも用意できていないのです。

では、科学やテクノロジーはどうでしょうか。医学の進歩によって、人間の心や行動が矯正できるようになればいいとは思うのですが、現実には人間の思考や行動を根本的に変えることはできません。

二カ月半かけてわかったこと――環境と食物が人間をつくる。人間がコントロールできるのは食物だけ

いままでのやり方では不可能だと考えた私は、何日か考えた後、それまでの研究をすべて投げ出しました。そして「人間とは一体何だろう」ということを知ろうと、改めて人間そのものを見るためにニューヨークの五番街やタイムズスクエアの街頭に立ったのです。

私は目の前を通り過ぎていく人々を一人ひとり観察しました。人々の身振りや行動、姿勢や容姿、表情や癖を観察し続けました。眺めているうちに、あまりのちがいに混乱してしまうほどでした。そこで、今週は目だけを集中的に見ることにして、来週は鼻だけ。その次は耳だけ。あるいは歩き

方だけというように題材を決めて観察を続けました。夜、寝ていると、何万という鼻がワーッと夢の中で押し寄せてくるほどでした。

それでも、晴れの日も雨の日も、毎日私は街頭に立って道行く人々を眺めていました。カフェテリアに入れば勝手に隅のほうに坐って、周りの人間を眺めました。地下鉄に乗れば、隅のほうに立ってじっと眺めていたのです。

そうやって私が得たものは、要するに「人間というのは全部ちがう」という当たり前の事実でした。目も鼻も耳も、何もかもがちがっているのです。しかし、人と著しくちがっているからといって、彼は人間ではないのかというと、実はみな同じ人間なわけです。

結局、二カ月半かけてわかったことは、すべての人間は人間としての基本的な特性を共有してはいるが、個人個人の質はそれぞれちがい、そのちがいは二つの大きな要因によって決定されているということ。要するに、私たち人間は「環境と食物」によってつくられているという事実でした。

二つの大きな要因の一つである環境は、その人間が生まれ育ち、現在もそこに生きている自然環境、社会環境、文化的環境をひっくるめた大きな意味での環境です。その中には太陽系の環境、全宇宙環境まで含まれています。

もう一つの食物とは、現在、日常的に食べている食物の他、容貌や気質など両親や祖父母、祖先から受け継いだ遺伝的な要素、および音や匂い、色、あるいは宇宙からの波動や大地からくるエネルギーなど、口以外から取り入れるいろいろなものも含まれています。

要するに、人間はあらゆる環境と取り入れるものによってできており、その二つのものによって、われわれの人格、人間性、健康があるということなのです。私は人間が摂取していると考えられるものを思いつく限り、書き出してみました。

環境と食物ということを考えたとき、私たちが自由にできるものはほとんどありません。太陽光線は必ずしも自由に管理することはできません。空気や温度など自然を左右することもできません。家庭環境や社会環境を変えることにも限度があります。

およそ三〇〇から四〇〇ほど書き出した中から、私は人間が自分の意思で一〇〇%自由にできるものは、たった一つしかないことに気がつきました。それが日常の食べ物と飲み物なのです。

私は「ここに問題解決の鍵があるのだ。食物をどのようにとるかによって、人間は病気にもなり、健康にもなり、あるいは憎しみを持つようにもなり、愛情深くもなるといったたちがいが生じてくる。その最大の原因は、食物にあるにちがいない」と確信したのです。

だからこそ、私たち日本人は白人や黒人とは多くの点でちがっているのです。それは先祖代々生まれ育った環境や食物がちがい、それが遺伝や特性という形で蓄積され、伝えられてきた結果ではないでしょうか。そして、同じ日本人でも昔といまとでは、その容貌や体型、資質が異なるようになっているのも、環境や食物がちがっているためではないでしょうか。

こうした事実に到達して、初めて私は食物にこそ人間性を高める鍵があるのではないかと思い至ったのです。そして、私は桜沢が「将来、君が世界平和というものを求めようと思っているのなら、必ずいつかは食べ物の問題にぶちあたる。そして、それが一つの鍵だということに気がつくはずだ」といった言葉の意味を理解したのです。

肉体的精神的退化と社会的混乱の原因は食生活の変化

私は政治学と国際法の勉強をそっちのけにしたまま、歴史、生物学、化学、宗教、哲学、文化、美術、文学、その他、人間と環境と食物の関係を理解する上で役立つものに関する勉強を始めました。特に、人間にとって良い食物とは何かを追求、変わりゆく環境と食習慣に注目したのです。

具体的には、私は食物という観点からアメリカという国を眺めてみようと、アメリカの建国前から現代までの食物の変化を遡って調べてみました。その結果、わかったことは一九〇〇年代の初めからアメリカの食生活は、大きな変化を遂げているという事実でした。

アメリカでも一九〇〇年ごろは、まだ穀物をずいぶん食べていましたし、肉類や卵、乳製品の摂取量は現在よりはるかに少ないものでした。それが、やがて黒パン・穀物の割合が減少して、年代を追うごとに穀物ばかりでなく、野菜や豆類なども減って、逆に肉や鶏肉、卵、牛乳・ミルク製品が多くなり、砂糖の消費が著しく伸びていったのです。それと同時に、化学肥料や農薬を使った化学農業が広まり、商業ベースの大量生産方式による食物が増え、様々なものが精選、精白されていきました。

伝統的な食体系から離れて、動物性食品といったものが増え、動物性蛋白、動物性脂肪の摂取量が増え始めるという食物の変遷につれて、アメリカ社会にはいわゆる退行性疾患といわれる心臓病やガン、アレルギーなどが多くなっていきました。と同時に、社会犯罪といわれるものがどんどん増えていったのです。そして家庭内の不和が増え、家庭が崩壊していくという世の中の変化を見ていくことによって、現代社会に広がりつつある人間の肉体的・精神的退化と社会的混乱が、急激に変化した食物と深く関わっているということもわかりました。

ここに欧米社会の悩みと問題があるのですが、それを真似して急速に欧米に近づいているのが、戦後の日本であり、アジア諸国なのです。実際に、そうした目で日本の国を見ると、やはり似たような現象が急速に広まっていることは、すでに指摘した通りです。

現在、私たちが摂取している食物は、一世代前に私たちの親が食べていたものに比べて、すっかり様変わりしていますし、祖父母や祖先たちが口にしていた食物と比べると、何から何までちがっているのです。

野生の動物は基本的に病気にはならないと、先に指摘しましたが、万物の霊長である人間も本来、その操作が正しければ健康であり健全な考え方を自然に身につけているはずなのです。逆に、操作を間違えれば、人間は病気にもなり不幸にもなるのです。

旧約聖書には禁断の木の実を食べたアダムとイブが楽園を追われるという象徴的な話が出てきますが、現代における人間の退化の根本的原因に気づいた私は、人類の未来に思いをはせ、暗澹たる気分に捕らわれました。ホモ・サピエンスという種の衰退と絶滅を招くものは、決して核戦争だけではないのです。

伝統的な日本食こそ理想的食体系

明治維新における文明開花という歴史を持つ私たち日本人は、これまで近代化＝西欧化を無条件に肯定すべきものとして受け入れてきました。だからこそ、欧米に追いつき追い越せとばかりに西欧化を国を挙げての目標にしてきたわけです。

しかし、世界の歴史を冷静に客観的に見渡してみるとき、実はいわゆる西欧化の過程でこそ、それまでは目立たなかった国際間の戦争が起こり、大量殺戮が行われた他、戦争と歩調を合わせるようにアジア、アフリカ、南アメリカなどが植民地化されていくといった悲劇が展開されるようになったのです。
それもまた、彼らの食生活と密接に関係しているのであれば、食物を変えていくことによって、彼らの考え方や生活様式を改めていくしかありません。つまり、現在の多くの不幸の原因が食物にあるならば、その問題の解決もまた、食物を正すことによって、可能であるということにもなります。

では、一体、理想的な食物、食体系とはどういうものなのでしょうか。かつてのアメリカの食事がいいのか、フランス料理なのか、中国料理なのか。あるいは伝統的な日本料理なのか。私は、理想的な食体系を求めて、世界中の食文化を研究。比較検討した結果、実は現在の日本人がないがしろにしてきた、伝統的な日本食こそが理想的な食体系だという結論に達したのです。それは今日でも、一部仏教の精進料理、神道に伝わる料理、地方に残る田舎料理の形で残っているものです。

この日本の伝統料理が中国の食事やフランスの田舎料理より、優れていることがわかったため、これを各文化の食物形態や気候風土のちがいを考慮し、多少の手を加えながら普遍化していったのが、マクロビオティックの標準食であり、この食事をもとにして自然食運動を展開していったのです。

マクロビオティックの標準食では、毎日の食事としてとるべき食物の割合を簡単な円グラフの形でわかりやすく表現しています（図1参照）。

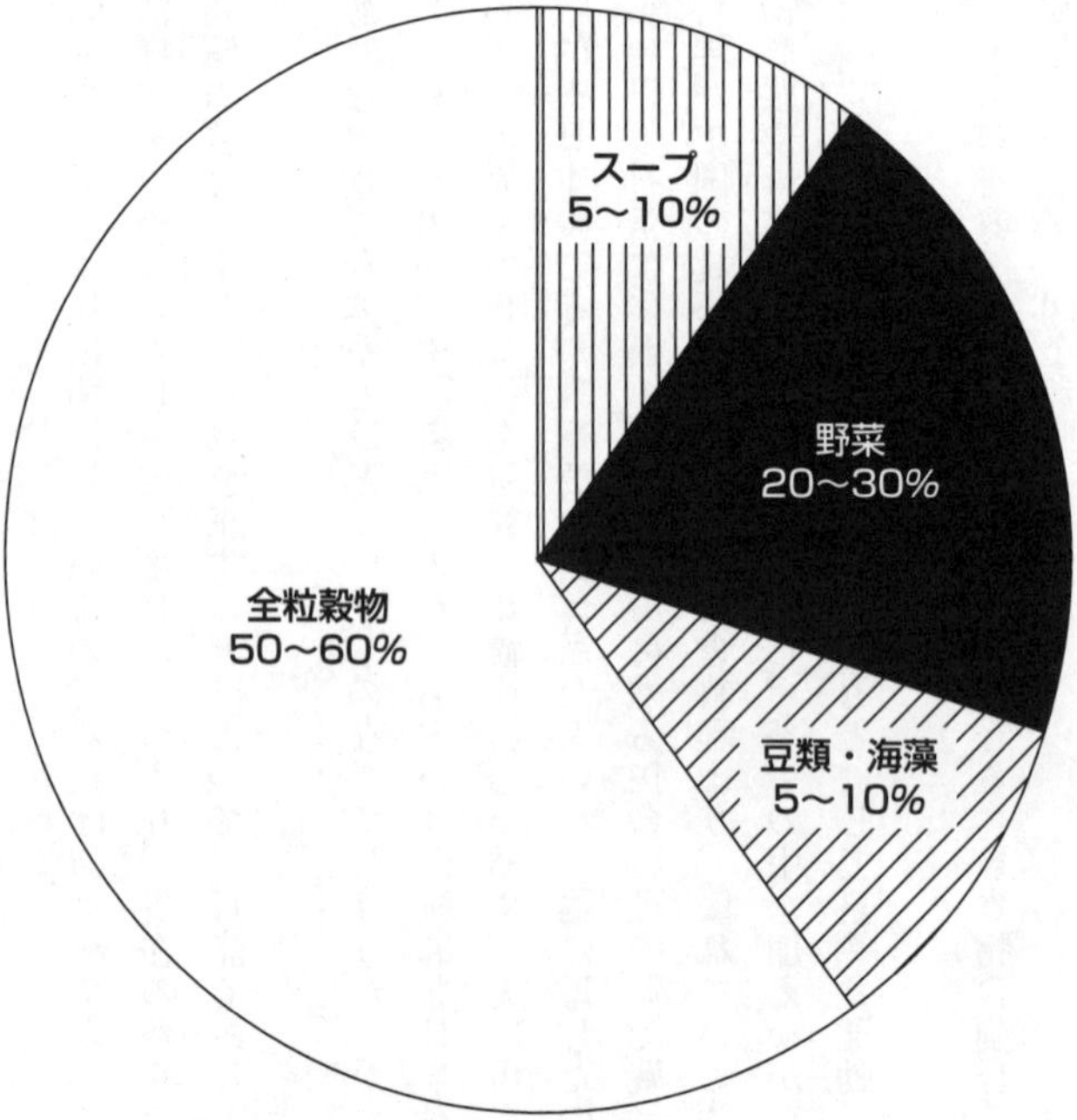
スープ
5〜10%
野菜
20〜30%
豆類・海藻
5〜10%
全粒穀物
50〜60%

図1

まず、全体の五〇～六〇%が完全穀物。これはパンや製粉したものではなく、精白しない玄米や完全穀物など、なるべく粒のまま食べるようにします。

五～一〇%がスープ。スープにも野菜スープとか豆のスープなどいろいろあります。そうした中で、最も理想的なのが日本の味噌汁で、調味料も伝統的な長期醸造の味噌や醤油を使います。

二〇～三〇%が野菜。地元でとれたオーガニックの野菜が理想的です。料理法は煮物や煮しめ、油炒めなど、いろいろな形態のものがあります。

五～一〇%が豆類・海草類。この豆類の中には豆腐や納豆なども入ります。海草はノリ、ワカメ、コンブ、ヒジキなど。

以上が一日の基準であって、これにときどき魚や果物、あるいはナッツ類をとってもいいわけです。

飲み物はアルコールやコーヒーなど、なるべく刺激性のものは避けて、三年番茶、茎茶などカフェインの少ないものをとるようにします。

この基準の中には、動物性食品は魚以外にはありません。もちろん、牛乳も卵もありません。また砂糖やチョコレート、熱帯性の果物もありません。果物はその土地の環境に合ったところの果物です。

現代の食事は加工食品や合成食品、冷凍食品が中心になっています。動物性飽和脂肪やコレステロール、過度に精製された植物性脂肪が多すぎる反面、複合炭水化物や食物繊維、ビタミンやミネラルが少なすぎます。しかも、あまりにも多くの塩分や砂糖、化学的添加物を含んでいるため、最近では栄養の量と質の両面から大きな批判を受けるようになっています。

これに対して、標準食の構成を見ればわかるように、マクロビオティックの食事は未精製の食品からなり、食物エネルギーの大半を複合炭水化物から摂取します。食物を適切な料理法によって栄養分を失わせず、食材の持ち味を生かします。そして、添加物や精製塩、砂糖の入った食品はできるだけ避けるようにしているのです。

この標準食をもとにして、私はまず現在の世界をリードしてきたアメリカとヨーロッパから変えていかなければならないと考え、アメリカ人の健康問題と食生活の乱れを正すための本格的な活動を展開していったわけです。

アメリカ初の自然食品会社をつくる

六〇年代後半から七〇年代の初めにかけてのアメリカは、物質的な繁栄の一方、様々な矛盾を抱えていました。そんな体制に満足しない若者たちが世の中の改革を求めて、ある者はベトナム反戦に走り、またある者は自然への回帰を訴えてヒッピーになり、ドラッグに走るというそんな時代でした。実は、私の最初の弟子たちは、アメリカの矛盾を敏感に察知していた彼らだったのです。

世間的にはドロップアウトと見なされていた彼らでしたが、非常に有能で当初、四、五人の学生たちと始めた私たちの運動は、やがて多くの学生たちの間に浸透していきました。

ある程度、マクロビオティックに共鳴する人々が増えてくると、次のステップとして本格的な教育システムづくりが必要になってきます。身近にマクロビオティック食を味わうための自然食レストランもつくらなければなりませんし、各州の農業に携わる人たちの理解を得て、オーガニック（有機農法）による米や穀物、野菜などの生産体制を築いていかなければなりません。さらに、教育・啓蒙のためにはマクロビオティックの機関紙や雑誌を発行していく必要も出てきます。あるいは、味噌や醤油、豆腐、梅干しなどの食材を供給するための生産体制を整えるとともに、日本からも良質の味噌・醤油、梅干し、海草などを輸入しなければなりません。

そのため、一九六〇年代半ばに、私はボストンのケンブリッジにイースト・ウエスト・インスティテュートを創設。アメリカで最初の自然食品会社をつくり、イースト・ウエスト・ジャーナルを発行するなど、徐々に体制を整えていったのです。

そして、私のもとで学んだ学生たちが、ある者は自ら農業を始め、またある者は豆腐や味噌・醤油の工場をつくったり、研修センターをつくったり、料理教室を始めるといった具合に、マクロビオティックの運動を展開していく上で欠かせない食材の供給と教育体制を徐々に築いていったのです。

言葉にすると簡単ですが、マクロビオティックを実践するということは、欧米人に味噌汁のつくり方や玄米の炊き方から教えなければいけないのですから、その苦労は並大抵のものではありません。それと同時にマクロビオティックの基本的な考え方から、本来人間が食べるべき食物について教え、食物はなぜオーガニックでなければならないのか、水はどういう水でなければならないのか、燃料は電子レンジは使用せずに、ガスを用いなければならないといったことを、それこそ手取り足取りといった感じで伝えていかなければなりません。

しかも、現代の栄養学とはまったく逆のことを主張しているのですから、最初の一〇年間というものは苦労の連続でした。誤解も並大抵のものではありませんでした。

事実、マクロビオティックがアメリカからヨーロッパへ広がりを見せ始めると、栄養の専門家を自認する医師や栄養学者たちが「マクロビオティックの食事法は栄養的に問題がある」と指摘。「肉や卵、乳製品を一切とらないマクロビオティック食や菜食主義は、すべて栄養的に問題がある」と、公然と批判を始めたのです。特に、マクロビオティックの食事法が、当時の欧米人にはなじみのない日本の食品やアジア原産の食品を用いていたことも、誤解を生むもとになったようです。

しかも、鍼灸もいまでこそ普及していますが、私が東洋医学を紹介していた時代は、まだまだ誤解と偏見に満ちていました。そのため、治療はしなかったにもかかわらず「医師免許も持たずに治療しているのは州法違反だ」と訴えられたり「あんなのはマジックだ」と中傷されるなど、目の敵にされたのです。

あるいは、初期のころにはサンフランシスコやロサンジェルス、ニューヨークなどのドラッグの拠点になっていた地域から、後にはアメリカ各地から長い髪をしたヒゲぼうぼうの怪しげな連中が、サイケデリックなペインティングを施した車に乗ってやってくるわけですから、近所で評判にならないわけがありません。隣近所の人々の通報を受けて、何度警察や市役所の連中がやってきたかわかりません。いまでは笑い話ですが、私は当時、マリファナやＬＳＤといったドラックを取り仕切る麻薬の親玉だと見られていたわけです。

事実、ドラッグをやっていた連中がやがてドラッグをやめて、玄米を食べるようになっていったわけですが、教育が十分に施されないまま広まっていったこともあって、中には一時的な治療食である完全穀物一〇〇％の食事を毎日とるべき理想的な食事と誤解したり、ドラッグに浸りながら玄米だけを食べたり、ずいぶん無茶なやり方をして、栄養失調になったり、壊血症になったりする者まで出てくる始末だったのです。

いまやアメリカのスーパーでマクロビオティック食品が買える時代に

そうした状況の中でも、実際にマクロビオティックを体験した多くの人たちが、熱心にマクロビオティックの輪を広げていきました。つまり、私のもとで学んだ学生たちが地元のサンフランシスコやロサンジェルスに帰って、独自に研修センターをつくり、料理教室を始めるという形でマクロビオティック運動を展開。やがて、全米各地に自然食レストランができ、次第に自然食やダイエットは時代の潮流になっていったのです。

現在でも、欧米には三〇〇から四〇〇の研修センターがありますが、マクロビオティックを展開していくためのある程度の体制が整うと、次の段階として指導者を育成しながら、七〇年代半ばからは個人およびグループでの健康指導を積極的に始めました。

対症療法が基本の近代医学では、精神病をはじめ治らない病気がたくさんあります。病巣を切取り、症状を取り除くための手術をして、症状を抑えるために化学薬品を使ったりするだけでは病気の原因を取り除くことができないのです。そこで、近代医学に失望した、心臓病、ガン、エイズ、アレルギー、精神病、神経痛、婦人病など、およそありとあらゆる問題に悩む人たちがやってきました。

そうした人々の指導を通して、ある程度の実績ができると、さらに次の段階として、私たちは漠然とあらゆる病気を扱うだけではなく、具体的な病気に焦点を絞るべきだと考えました。つまり、無差別にあらゆる病気を漫然と扱うのではなく、当時一番難しいといわれていたガンを集中的に扱うことにしたのです。一番難しい問題を解決できれば、その他のことは比較的簡単に解決できるはずだからです。

そして「本当に食物で病気を治すことができるのか」「本当に人間の心を変えることができるのか」といったことを、第三者が客観的に理解できるような形で証明していかなければなりません。ある程度の実績と同時に、医学的なデータづくり、学問的な理論づけなどがなされない限りはマクロビオティックは広まっていかないはずだからです。

それから二〇年後の今日、アメリカでは肉、卵、乳製品、砂糖、化学添加物などの大量摂取が、体に害を及ぼすことが広く知られるようになりました。そして、炭水化物（多糖類）と繊維に富み、自然な形のビタミンやミネラルを含んでいる完全穀物や野菜類をとることが、賢い食事法と考えられるようになってきています。

いまでは玄米、全粒粉のパン、豆腐、純正醬油などの多くのマクロビオティック食品がアメリカのスーパーマーケットでは普通に売られるようになっています。また、母乳の肉体的、心理的効果も再認識され、子供を自然な食物と環境で育てようという母親が増えています。

科学的にも、科学者や医師、栄養学者らの研究によって、標準的なマクロビオティックの食事法が健康を維持する上で、申し分ないばかりか、全米科学アカデミーが公表したＲＤＡ（理想的な一日の基準量）の栄養基準を完全に充たすとともに、ＦＡＯ（国連食糧農業機関）やＷＨＯ（世界保健機関）が打ち出したガイドラインからも外れていないことが判明しています。

たとえば、一九八〇年に「アメリカ栄養学協会誌」に発表された研究は、マクロビオティック食で基準にあった量の鉄分、ビタミンC、A、B_1、B_2、B_{12}、葉酸を摂取することができることを明らかにするとともに、マクロビオティックを実践している人々は一般的な食事をしている人々よりもやせている傾向にあるという事実を指摘しています。

一九七七年ついにアメリカ上院調査報告書の形で結実

多くの誤解と偏見を乗り越え、マクロビオティックの有効性を実証してきた私たちの運動のアメリカでの一つの到達点は、一九七七年のマクガバン委員会でのいわゆるマクガバン・レポートにあるのではないでしょうか。

マクロビオティックが欧米社会にかなり浸透していた同年二月、アメリカ上院の栄養問題特別委員会は、世界的な規模で行った慢性病と栄養に関する調査の報告書で「ガンや血管・心臓病などの慢性病が増えた原因は食生活の誤りにある。食生活を改めなければ、先進国は慢性病の激増によって滅亡するであろう」と明言しています。

反省と同時に、同委員会はアメリカ合衆国のための「食事目標」（ダイエタリー・ゴール）を作成。ジョージ・マクガバン上院議員が「われわれは愚かだった。あき盲だった」と、涙ながらに発表したことであまりにも有名です。

このとき、同委員会がアメリカ国民に向けて提案した「食事目標」は、次の六点でした。

(1)エネルギー摂取量の五五％から六〇％を炭水化物から摂取するようにする。
(2)総脂肪消費量をエネルギー摂取量の約四〇％から三〇％に減らす。
(3)飽和脂肪の消費量を総エネルギー摂取量の約一〇％にまで下げる。ポリ不飽和脂肪とモノ不飽和脂肪をそれぞれ一〇％にしてバランスをとる。
(4)コレステロールの摂取量を一日三〇〇ミリグラムにする。
(5)砂糖の消費量を約四〇％減らして、総エネルギー摂取量の約一五％にする。
(6)塩の消費量を約五〇％から八五％減らして一日約三グラムにする。

そして、この目標は果物、野菜、未精製の穀物、鶏肉、魚、脱脂粉乳、植物油の摂取を増やし、逆に牛乳、卵、バター、砂糖や食塩、脂肪を多く含む食物の摂取を減らすことによって達成されるとされています。

この歴史的な報告書は、マクロビオティックの関係者も、他のグループの人々とともに同委員会の委員たちと会い、アメリカの食物と健康に関する政策について話し合ってできたものでした。同委員会の提出者であるジョージ・マクガバンは、われわれの書いた『癌を防ぐ食事』という本を賞賛し、マクロビオティック食事法は「癌を防ぐ上で効果のある興味深い食事法だ」と述べています。

全米科学アカデミーは「食事、栄養、ガン」という報告書の中で、マクガバンの上院特別委員会よりも、さらに深くこの問題を追究し、高蛋白摂取をしていると胸部、結腸、直腸、膵臓、前立腺、腎臓のガンにかかる危険性が高くなると指摘。よく知られているほとんどすべてのガンを、今日の食品システムに関連づけています。

研究者たちは、四七二ページに及ぶ最終報告書の中で、アメリカ人は栄養過多に苦しんでいるとし、そのような状態をつくり出した元凶は、現代の栄養学と食品加工システムにあると結論しています。

「かつて、ある症候群が栄養素の欠乏によって引き起こされるという事実を見つけることが難しかったのと同じように、つい最近まで、ある種の病気が栄養豊富な食事や一見、正常と思える食事によって引き起こされる可能性があるという事実を認めることは、科学者にとって難しいことだった」

この研究に携わった科学者たちは「アメリカ人が消費している食品の約五五％は、消費者の手にわたる前に何らかの加工を受けている」と、その危険性を指摘するとともに、食物には将来的に生物学的退化の流れを逆転させる力があると述べています。

「現在、われわれの食生活は変わりつつあり、動物性食品への依存が弱められようとしているようである。今後も、動物性脂肪の摂取は減少しつづけ、野菜をはじめとする植物性食品から蛋白質をとる傾向がますます強まっていくものと思われる。したがって、これからも植物性食品の摂取がどんどん増え続けていくと思われるが、そういう植物性食品のなかにはガンを防ぐ働きをするものがある」

一九八四年には、下院の「健康と長期療法に関する小委員会」が、健康にいいとされている数グループの食事法を調査し、次のように結論しています。

「現在のマクロビオティック食事法は、セブンスデイ・アドベンチスト派（キリスト教再臨派の一教派）によって主に実践されている乳卵菜食主義（乳製品、卵も食べる菜食主義）とはちがって、ほとんど純粋な菜食主義を基本にしていると考えてよい。このマクロビオティック食事法は、勧められているとおりいろいろな食品をとり合わせて注意深く実践する分には、栄養的には適正なものと思われる。現在、実践されているマクロビオティック食事法に、栄養上の欠陥があるという明白な証拠は、一つもない……。この食事法はまた、全米科学アカデミーとアメリカ癌協会が近頃発表した〈癌にかかりにくい食事のガイドライン〉の条件をも満たしている」

一九九三年、アメリカ農務省がよりマクロビオティックに近い「食事目標」を発表

アメリカ農務省は一九九三年になると、一九七七年につくられた「食事目標」をさらにわかりや

すくピラミッドの形にして、発表しています（図2〜4参照）。

それによると、底辺の一番多い部分が、穀物。玄米や麦、アワやヒエ、トウモロコシなど穀粒で食べても、パンや麵類、スパゲッティの形でもよい。

第二段階を二つに分けて、片方の大きいほうを野菜。もう一方のやや少ないほうを果物。

第三段階を二つに分けて、片方を肉類、鶏肉・卵、魚、豆類など、要するに蛋白質の多いもの。もう一方を牛乳、チーズ、バターなどの乳製品。

そして一番上の少量の部分が、ときどきとっていいものとして、ほんの少々の甘いもの、刺激性のあるもの、香辛料や油。

以上を、アメリカの食事の新しい骨子にしているわけです。

しかし、この「食事目標」の中にも相変わらず肉や鶏肉、卵、牛乳が入っています。添加物や保存料を含んだ加工食品を除外しているわけではありません。また、料理の仕方や食事のバランスの取り方について触れているわけでもありません。

ですから、新しい「食事目標」に対する反論は、肉食業界や酪農業界などからではなくて、むしろ自然食や菜食主義団体のほうから出ているのです。その意味では、ずいぶんマクロビオティックを取り巻く社会環境が変わったものだという思いを強くします。

というのも、一九七七年のいわゆるマクガバン・レポートでは、当初、肉や鶏肉、卵、牛乳

アメリカ食事指導ピラミッド

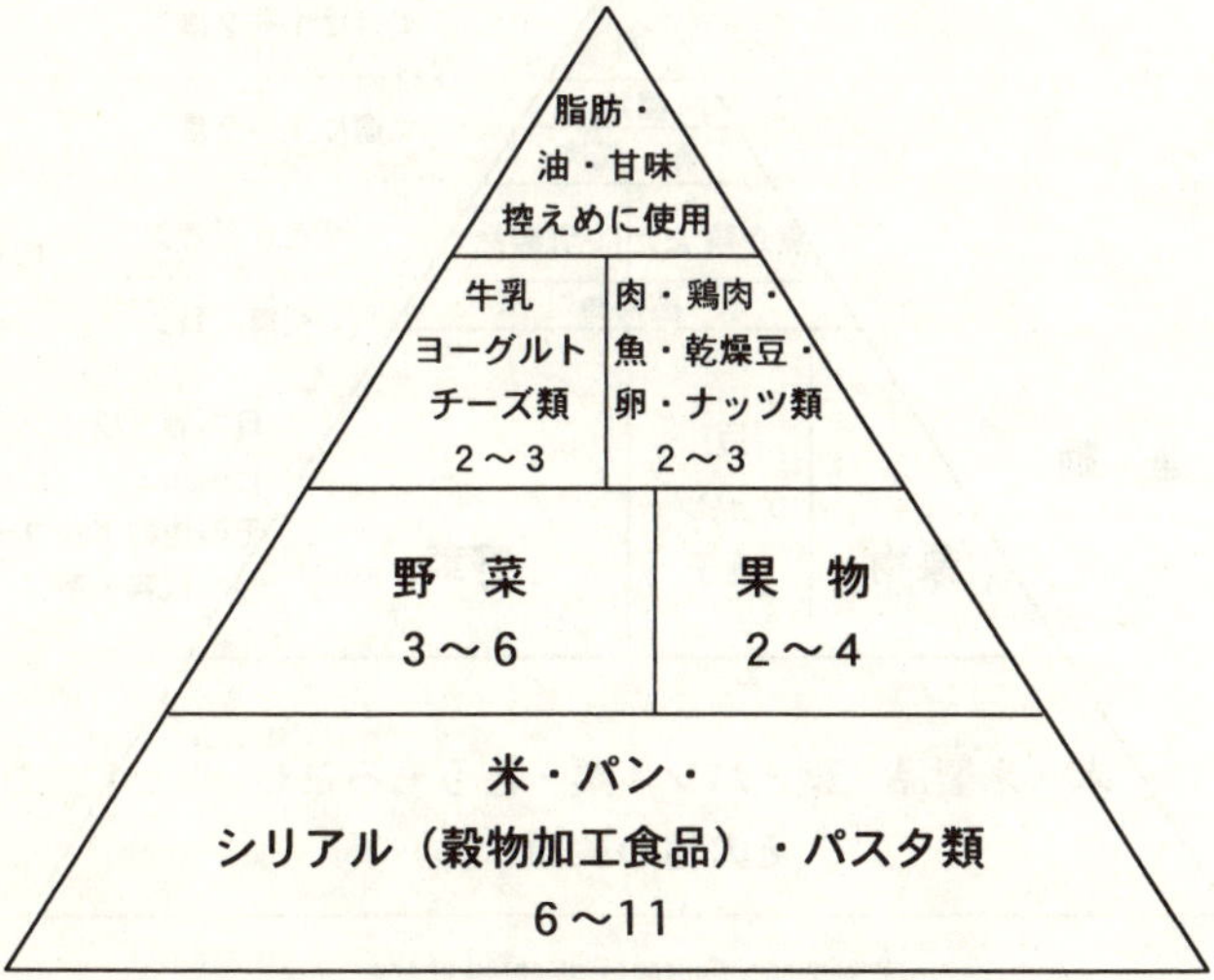

BOUNCE: U.S. Department of Agriculture/ U.S. Department of Health and Human Services

図2

アジア食事指導ピラミッド

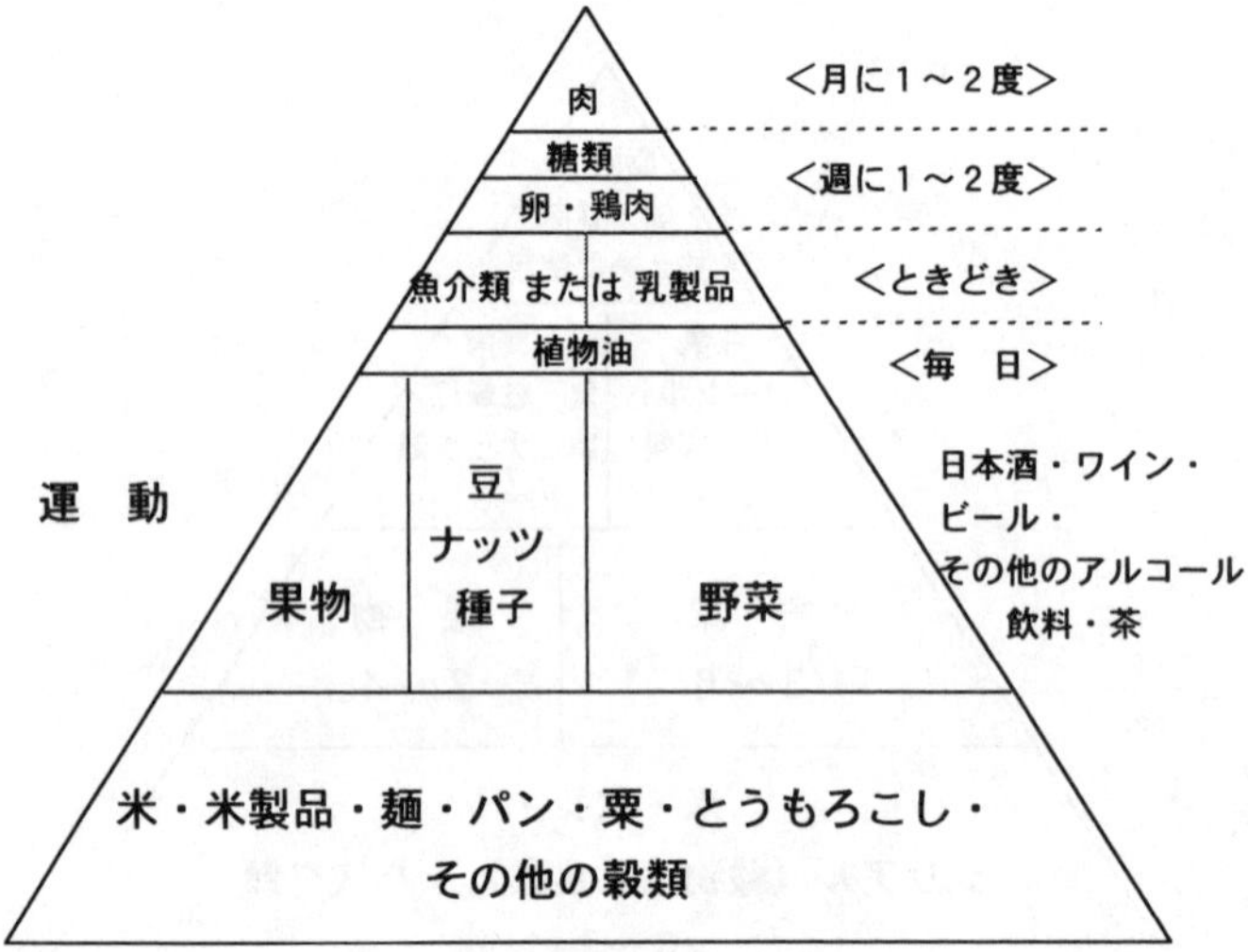

Preliminary Concept Presented at the
1995 INTERNATIONAL CONFERENCE ON THE DIETS OF THE ASIA
Organized by
Cornell University・Harvard School of Public Health・Oldways Preservation & Exchange Trust

図3

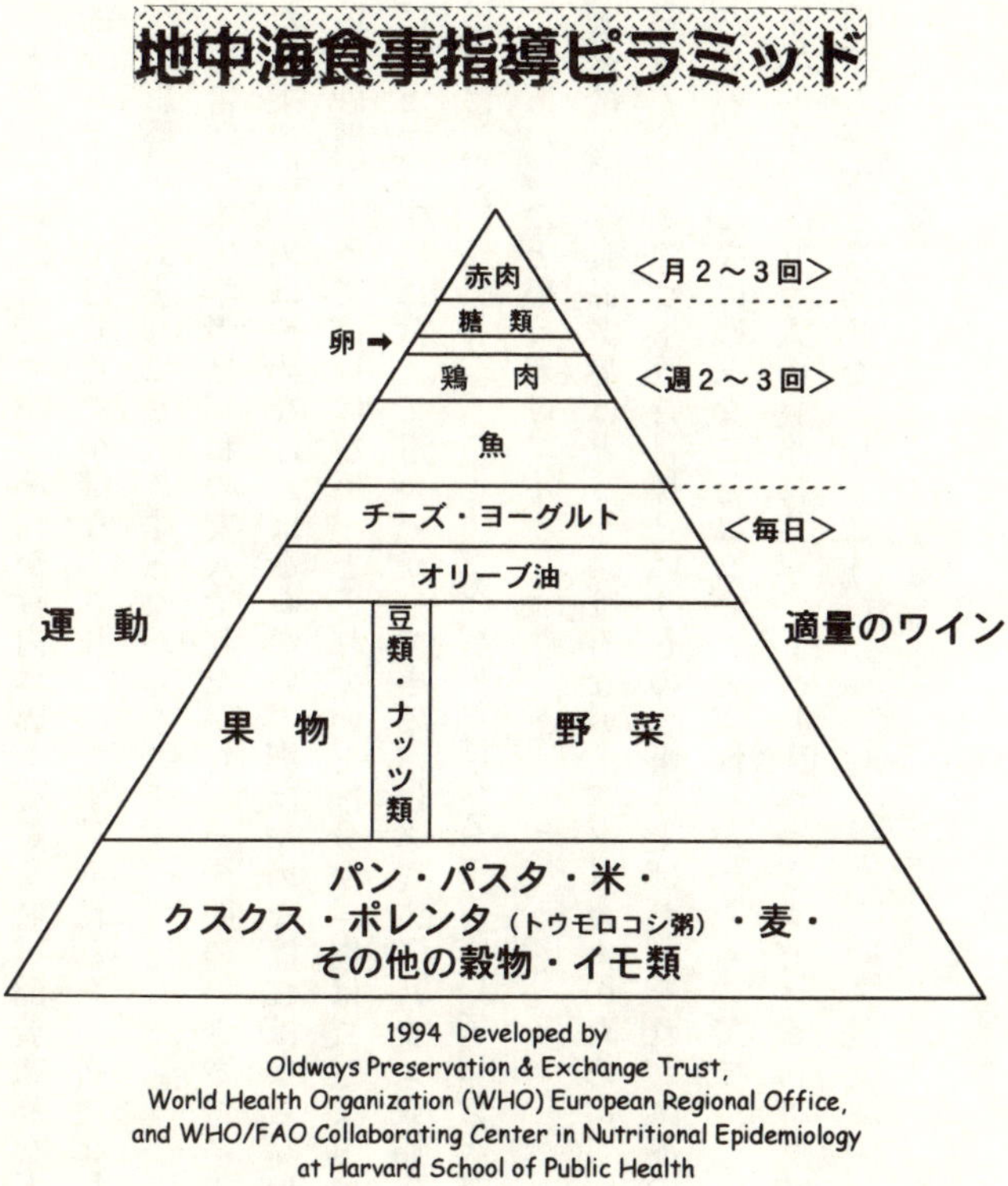
地中海食事指導ピラミッド
赤肉
<月2～3回>
糖類
卵
鶏肉
<週2～3回>
魚
チーズ・ヨーグルト
<毎日>
オリーブ油
運動
適量のワイン
果物
豆類・ナッツ類
野菜
パン・パスタ・米・
クスクス・ポレンタ（トウモロコシ粥）・麦・
その他の穀物・イモ類
1994 Developed by
Oldways Preservation & Exchange Trust,
World Health Organization (WHO) European Regional Office,
and WHO/FAO Collaborating Center in Nutritional Epidemiology
at Harvard School of Public Health

図4

は「必要なし」とされていたのですが、それが食肉業界、養鶏業者、酪農業界など関連業界からの圧力で、最終的なレポートでは修正を余儀なくされたのです。それらを「必要なし」とするには、食品業界全体への影響が、あまりにも大きすぎたからなのです。

そのレポートを書いた栄養学者は、私の友人でしたから、その間のいきさつはよく知っています。彼らがつくった原案では「肉はやめなければならない。卵はやめなければならない。牛乳もやめなければならない。砂糖もとってはいけない」とされていた部分が「肉は食べてもいいが、脂肪部分を落とすように」とか「牛乳は飲んでもいいが、できるだけスキムミルク（脱脂牛乳）を飲むように」「卵は食べてもいいが、コレステロールの多い黄身はなるべく除いて白身を食べるように」という妥協案ができあがったというわけです。

彼らは地団太を踏んで「食品業界はどうしようもない。アメリカ人のために良かれと思って、われわれは一生懸命アメリカの食事改善目標というものを書き上げた。それが業界の圧力で、手直ししなければならない。こんなに残念なことはない」と、悔しがったものです。

それでも、平均的なアメリカ人の食事に比べて、少しずつマクロビオティックの標準食に近づいてきているだけでも、大きな変化だといえます。

国連後援の国際会議にマクロビオティック・メニューが

時代の推移の中で、栄養学自体が変わったこともあって、最初の一〇年間の猛烈な抗議や批判が嘘であったかのように、最近の一〇年間というのは、表立った抗議や批判は一切なくなっています。

例えば、ハーバード大学には私の友人たちも数多くいたのですが、逆に〝久司攻撃〟の急先鋒だった実力者もおりました。彼らはミルク業界や食肉業界から潤沢な研究資金をもらわなければなりませんから、食品業界にとって都合の悪いことに対しては異常に敏感になるのです。業界の人間の代弁者でもある彼らには、自分たちの主張とは逆の「牛乳はいけない。肉はなるべく減らせ」という、私たちの主張が許せないわけです。

ところが、表向きは私たちのやり方に猛反対しながら、当の本人はどうしているかというと自分で菜園をつくって無農薬野菜を育て、いわばマクロビオティックを実践しているのです。

もちろん〝反久司〟の立場だった栄養学者の中には、栄養学自体が、あるいはアメリカの食事目標が変わってきている中で、自分たちの非を認め、マクロビオティックの立場に移った人も少なくありません。

一九九五年一月、第二回の国際栄養学会（ダイエタリー・アセスメント・メソッド）がボストンで開催されました。ハーバード大学の主催で、米国農務省、国連の健康保健機構（WHO）、ローマに本部のある国連の農業食糧管理機構（AFO）がバックアップしておよそ六〇〇人の栄養学者、科学者、研究者が集まるという大規模な国際会議でした。

このときに、主催者側から私どものほうに「晩餐会のためのマクロビオティック・メニューをつくって欲しい」という依頼があったのです。もちろん、喜んで協力しましたが、参考までにその日にサービスされたメニューを紹介したいと思います。

主食が有機野菜とシイタケの玄米混ぜご飯に、野菜と海草の味噌汁、焼いた白身の魚、豆腐ステーキなどの他、デザートは砂糖などは一切使わないりんごパイ。飲み物は日本の茎茶。

見た目の豊かさといい、彩りといい、味といい、西洋料理と比べても遜色ないばかりか、健康にもいいとあって、非常に好評を博しました。

同時に、私は当日のゲストでもありますから、メインテーブルで同じく主賓として招かれた人たちと親しく話をする機会があったわけです。

そのときに、すでに引退した一人の実力者が私を摑まえると、

「ミスター久司、三五年間よくやった。われわれはこれがアメリカの将来の食事だということがわかっている。ここ一〇年の間に様々な研究が進んだことによって、お前のいうことが正しいこともわかっている。よく頑張った。ただし、これをわれわれが表立って押し出すにはまだ食肉業界の反

対があるし、牛乳業界の抵抗があるし、砂糖業界の圧力があるし、化学肥料業界の問題がある。だからわれわれとしてはもっとデータを集めなければならない。ガンについてはもう三〇%ぐらいまでは食物に関連があることはわかっている。しかし、残りの七〇%については、さらに究明していかなければならない。しかも、あらゆる病気に食物が関連しているということになると、さらに研究の余地がある。

ともかく、何年もかかるだろうけれども、しかしいろんな食事法を比較検討してきて、もう『これ以外にない』というのが、マクロビオティックだ。だから、われわれはこのマクロビオティックの晩餐会を開きたかったんだ」といって、非常に喜んでくれました。

私のほうでは初めから、あらゆる病気がほぼ一〇〇%食事と関係があると断言しているわけですが、それでもそれは大きな前進でした。

世界的に有名なホテル「ザ・リッツ・カールトン」がマクロビオティック料理を始める

日本ではほとんど話題になりませんでしたが、一九九五年六月から、世界的に有名なホテルチェーン「ザ・リッツ・カールトン」の全ホテルにマクロビオティック食のメニューが導入されました。

そのきっかけとなったのは、私どものところに健康指導を求めてくる病人の中に、末期ガンで医者にも見放されたリッツ・カールトンのホルスト・シュルツ社長がいたことでした。

　私どもの指導で、もちろんガンは快方に向かったのですが、それだけではなく、予期していなかった心臓のコレステロール値も下がってしまったのです。そして、体重は減ったが非常に元気になってマクロビオティックの良さを知った彼は〝糖尿病予備軍〟である副社長や幹部役員を摑まえては「お前もやったほうがいい」と、盛んに勧め始めたのです。

　その彼らがまた健康になってくるのを見て、私はこう提案しました。

「シュルツ社長、リッツ・カールトンは重大な罪悪を犯しているのですよ。それは他のホテルもみんな同じだけれども、高級なグルメ料理を提供することで、実は病人を製造しているということです。これ以上の罪悪を重ねないためには、リッツ・カールトンも料理のメニューを変えたほうがいい。むろん肉を食べたい人もいれば、ミルクを飲みたい人もいるし、また栄養の点からすべてを変えろというのではないが、せめてマクロビオティック料理を選べるようにしたらどうだろうか。

　実際に、どういう朝食を出し、ランチをつくり、ディナーを提供するか。どんな素材を用意し、どういうものを使わないかという基本的なことは、私のほうで指導します」

　私の呼びかけに対して、その後、リッツ・カールトンでは七人のチーフ・シェフを私どものもとに送り込み、共同で料理のメニューを開発していきました。同時に、料理をつくりながら私どものほうではマクロビオティックの考え方および料理の仕方についての講義を行っていったわけです。

リッツ・カールトンがマクロビオティック料理のサービスを始めるというニュースは、やがてテレビや雑誌で取り上げられ、始まる前から話題になりました。

約半年間の準備の後、実際にリッツ・カールトンでのサービスが始まると、噂を聞きつけた他のホテルが「自分のところでもやりたい」といってきたり、あるいは、企業幹部を養成するＭＢＡ（経営学修士）で有名なシカゴのノースウエスタン・ユニバーシティが「マクロビオティックのカフェテリアをつくりたい」といってくるなど、リッツ・カールトンで始まったマクロビオティック食は大きな反響を呼びました。

世界の大勢は、少しずつマクロビオティックに近い食体系、オーガニック、無農薬のものという方向に動いていきます。この流れを決定づけたのが、リッツ・カールトンでのマクロビオティック食メニューの導入ではないでしょうか。

残念ながら、すでに日本はこの世界的な流れから五年以上も遅れてしまっています。個人個人のレベルでは、みんな農薬のかかっているものよりは、無農薬のもののほうがいいということはわかっています。また、肉をあまり食べ過ぎると体に良くないということもわかっていると思います。

個人レベルではわかっているのですが、それが市や県の行政、あるいは国のレベルになるとできなくなってしまうのです。ここに日本の特殊性があるのだと思います。あるいは、食品業界には牧畜業者も、食肉業者も、養鶏業者もいます。それだけに、ことはそう単純にはいかないと思います。

しかし、どんなに困難であろうとも、アメリカが「食事目標」を出しているように、日本でも五年かかろうが一〇年かかろうが、方向だけはそろそろはっきりと示してほしいものです。

第三章　ガンは治る、エイズは治る！

マクロビオティックにおける健康の七大条件

病気とは、どのような状態をいうのでしょうか。

辞書には病気とは「生物の全身または一部分の生理状態に変化を生じて苦痛を感じる現象」と書いてあります。

当たり前に考えれば、病気の人とは何らかの病気にかかっている人のことをいうことになります。その病気には心身に関する、およそありとあらゆる種類のものがあります。だからこそ見た目には頑健で健康そのものの人が、あるいは健康に自信を持っていた人が、ある日突然、脳溢血や心不全、ガンなどで倒れてしまうわけです。

その場合、どこからが病気なのか。健康と病気の境目が表面的にはわからないという、病気にはそんな一面もあります。

では、健康とはどのようなものなのでしょうか。常識的には病気の反対は健康ということになりますが、この健康の定義についても、人によって基準もちがえば、許容範囲もちがっているのではないでしょうか。病気にかかっていないから、健康かといえば決してそうではありません。

マクロビオティックにおける健康の定義あるいは考え方は、非常に明確です。同時に、それはマクロビオティックを知らない人々にとっては、信じられないものかもしれません。というのも、おそらく大半の人がその基準から見ればとても健康ではないということになってしまうからなのです。

マクロビオティックにおける健康の条件とは、どのようなものでしょうか。健康とは単に病気のない状態ではありません。「健全なる精神は健全なる身体に宿る」と、ことわざにはありますが、真に健康であるためには私たちは肉体的にも、精神的にも強くたくましく、充実している状態でなければなりません。だからこそ、健康な人間は何ごとにも積極的で、豊かな創造性を持っているのです。

桜沢如一は折にふれ、マクロビオティックの一つの指標として「健康の七大条件」を説いています。

(1)疲れない。(2)ご飯がおいしい。(3)よく眠る。(4)もの忘れをしない。(5)愉快でたまらない。(6)思考も行動も万事スマート。(7)ウソをつかない(正義)。

この「健康の七大条件」を私なりに咀嚼して定義し直したのが、次の七つの条件です。

(1)決して疲れないこと

もし健康であれば、毎日の生活でどんな疲れも感じないはずなのです。一日の仕事を終えて「ああ疲れた」と溜め息をついたり、グチをこぼすようでは健康とはいえません。ときに仕事で疲れを感じることがあったとき、少し休んだり、睡眠を十分にとっても回復できないようであれば、本当の健康とはいえません。そして、どんな困難に遭遇しても、俊敏に立ち向かい、強い意志をもってそれを解決し、乗り越えていくことができなければならないのです。

(2)欲を持つこと

私たちはすべてのものに対して、欲を持つべきだと思います。食欲、性欲、知識欲、仕事に対する欲、新しい経験に対する欲、あるいは健康、自由、幸福に対する欲……。限りない欲求は健康の証であり、限られた欲求は病気の表れです。欲が大きければ大きいほど、私たちの人生は豊かで多彩なものになり、欲がなければ、進歩も発展も人生の楽しみもありません。

ただし、健康で充実した人生を送るためには、同時に私たちは特定の欲に溺れず、欲の過剰を避けるだけの賢明さを持っていなければなりません。「腹八分に病なし」というのは、そのことを経験的に知る私たちの祖先の知恵なのです。満たされれば、それ以上の欲求が失せるように、欲の過剰はやがて私たちの欲を減少させ、私たちの生命力を奪っていくからです。

(3)よく眠ること

よく眠るというのは、長時間眠ることではありません。深く短時間眠ることなのです。よい眠りとは、起きている間の精力的な活動の結果であり、目覚めてから思い出すような夢はすべて肉体と精神の不安定の現れです。また、目覚めているときにも、私たちは様々な疑いや恐怖、不安などの、いわば白日夢に悩まされています。マクロビオティックの食事をし、健康になれば、こうした根拠のない夢に悩まされることはなくなります。その代わり、同じ夢でも近い将来に実現するような、真実の夢を見るようになります。

(4) よい記憶を持つこと

記憶は正しい判断力を生み出すための母なのです。どんなに貴重な経験を重ねても、それらが記憶として蓄積されていなければ、私たちは人生の変化や環境に対する判断力も能力も持つことはできません。その意味でも、よい記憶は健全な精神活動の基盤をなすものであり、人生に不可欠なものなのです。

その記憶にも種々雑多なものがあります。例えば、数や名称といった機械的な記憶から、景色や出来事のような映像的な記憶、あるいは私たちがどこからきて、この世に生まれてきているのかという人間としての運命に関する精神的な記憶もあります。記憶の中で、一番重要なのは精神的記憶であり、人はこの記憶によって生命の意味、いま生きている意味を理解するとともに、過去への限りない感謝と未来への尽きせぬ希望を抱くことができるのです。

私たちがマクロビオティックの精神に従って生きるならば、日々の記憶だけでなく、この精神的記憶が蘇り、本来の人間としての生き方を手に入れることができるのです。

(5) 決して腹を立てないこと

私たちは無限の宇宙に住み、環境と調和して生きています。すべての人、すべてのもの、あらゆる現象が、ともに補い合う関係であることを知っています。健康であれば、決して腹は立たないはずなのです。腹を立てるということは、私たちの限界を物語るものであり、相手を理解し思いやる能力のなさ、忍耐と根気の欠如を示しています。怒るという漢字は、心の奴隷という意味なのです。また、東洋医学では怒りは肝臓の病と密接な関係にあり、癇癪持ちの癇癪とは肝臓の急性の病を意味します。

人は健康であれば、どんな環境をも笑顔で受け入れることができ、すべての敵に愛情を持って接することができ、いかなる困難をも穏やかな心で楽しむことができるのです。

(6)よく喜び、機敏であること

積極的で創造的な人生を送るには、たえず変化する環境に順応する必要があります。そのためには、機敏な行動力と明晰な思考力、正確な判断力を持つと同時に、節度ある行いと考え方を身につけていなければなりません。そして、常にいまという時間を喜びとユーモアに満ちた楽観主義と健全な精神で、すべての人と接することができなければなりません。

日常のあいさつ、感謝の言葉は、いつどこで誰にでも素直な笑顔でもって発せられるべきものです。あふれる喜びは健康からくる自然の結果であり、私たちは健康であってこそ、周りの人たちにも喜びと幸せを分け与えることができるのです。喜びにあふれる心は、地球上のあらゆる生命に光と暖かさを注ぐ太陽と似ています。

(7)限りない感謝の気持ちを持て

私たちは宇宙の秩序を知り、永遠の生命を知らなければなりません。そして、あらゆる人、あらゆる生物はすべて兄弟姉妹であり、実際には私たちに敵対するものは何もないことを理解しなければなりません。

もし、何か困難を感じることがあるとしたら、それは私たち自身の迷いと幻覚のためなのです。あらゆるものを感謝の念を持って受け取り、すべての人、すべてのものに私たちの持つ考え、物質、活動、エネルギー、さらに私たち自身の生命をさえ躊躇することなく与えることができれば、私たちは健康であるはずなのです。たとえ病気であっても、その病気の原因が自分にあることを認識し、それを知る機会を持てたことに感謝することです。こうして、限りない感謝の念を持ち、宇宙の秩序に運命を委ねることができるならば、私たちは本当の健康を手に入れることができるのです。

病気の原因は陰陽のアンバランス――例えばアトピーは陰性食品のとりすぎ

マクロビオティックにおける健康の定義同様、病気に対する考え方にも、独特のものがあります。私たちの考え方では、私たち人間は自然の秩序に従って生きているかぎり、病気になるはずがないのです。病気とは人間が自然から離れ、自己中心的な生き方をすることによって起こるものであり、従ってそれは自然の秩序を取りもどし、心身のバランスを回復するための調整作用でもあるのです。なぜならば、病気とは私たちの考え方では、健康を脅かすものの存在を知らせる肉体的、精神的な警告だからです。そのサインをいかに受け止めて、再び健康な心身を取り戻すために役立てるか。そのために欠かせないものなのです。

ですから、病気とは決して悲しむべきものではありません。病気はありがたいものとして、感謝すべきものという考え方なのです。感謝の心を持って、病気に接して、健康を取り戻すために、感謝の心を持って食事をする。それは病気になった自分の不節制、食べ過ぎ等の欲などを反省する重要な機会でもあります。

あるいはまた病気とは、排泄作用でもあります。豊かな時代に生きる私たちは、実に様々なものを過剰に摂取してきています。不必要なものを過剰にとれば、あるいは必要なものでも必要以上にとれば、本能的に体外に排泄しようという作用が働きます。それが咳や鼻汁、発熱、下痢、湿疹、皮膚アレルギーなどの症状として現れるのです。

それらの排泄作用の中で、例えば皮膚から排泄される場合は、湿疹やアレルギーなどの皮膚病になります。

例えば、ソバカスやシミは何が排泄されているのでしょうか。一般には、ソバカスはメラニン色素が紫外線を浴びることによって皮膚の表面に出てくるものと考えられています。その場合、悪いのはその人の体質と強烈な太陽の光ということになっています。

しかし実はソバカスというのは、砂糖や蜂蜜などの単糖類を過剰にとっていると、余分な糖分が排出されて出てくるのです。砂糖を煮詰めていくと、焦げて茶黒くなってきます。同じように、子どもたちが甘いものを多量にとっていると、排出された糖分が太陽光線に当たって、茶色いソバカスになって出てくるというわけです。

陰陽の原理からいえば、砂糖や蜂蜜、チョコレート、果物などの単糖類は陰性の食物です（あとで詳しく説明します）。陰性の食物は、陽性の象徴である太陽に引かれます。ですから、夏の強い日差しにさらされると、ソバカスができてくるのです。

中には、白い斑点が出てくる人がいますが、この白さは何が排泄されているのでしょうか。これもタムシなどのような白癬菌による皮膚病という捉え方が一般的だと思いますが、原因不明とされるものの大半は牛乳、チーズ、ヨーグルト、クリーム、バターなどの乳製品の食べ過ぎが原因なのです。過剰にとりすぎた成分を排泄しようとしているのです。だから、ミルクの色をした白い斑点になるのです。

同様に、黄色い斑点が出てくる人は卵やチーズなど、余分な脂肪を排泄しようとしているのです。余分な脂肪や蛋白質といった動物性のものは、斑点という形ではなく、イボになって出てくることもありますが、とにかくすべての排泄作用は大食や偏食の結果なのです。

しかし、排泄しようとしてもすべてが排泄できるわけではありません。体外に排泄できない場合も少なくありません。また、排泄できない場合のほうが、実は問題は複雑なのです。排泄できないと、普通は皮下脂肪となって蓄積されたり、汗腺や経穴が塞がっていきます。例えば鼻腔のように外部と直結しているところに粘液の形でたまると蓄膿症などになり、腎臓のように老廃物を排出するような臓器の場合には、カルシウムや脂肪などが固まって腎臓結石ができてくるのです。

もともと戦前にはなかったアトピーは、食生活の変化によって、急激に増えた日本人に特有のアレルギーで、実に小学生や中学生の半数近くが悩まされているといわれています。このアトピーの場合は、一体何を排泄しているのでしょうか。

アトピーというのは赤くなったり、痒くなったりする炎症性のアレルギーです。陰性のものをとることによって起こります。第一に非常にエネルギー燃焼の盛んな砂糖やチョコート、蜂蜜などの甘いもの。第二にミルクやバターなどの乳製品。第三に脂肪、油っぽいもの。第四に果物、フルーツジュース。第五に香辛類カレーやコショウなどです。

こういうものを体内に溜めておくと病気になるので、どんどん排泄していきます。その結果内蔵はまだ機能しているわけですが、体の外部が痒くて、熱っぽくてたまらない。それをアトピーというのです。

　また、排泄していくものの中には、暴力や怒りの形で現れるものもあります。それは動物性食の過多、砂糖やアルコールの過多を、暴力や怒りという形で排泄しているのです。子どもたちのケンカやイジメという問題も、一種の排泄作用なのです。

　従って、動物性のものを食べ続けていると、余分な蛋白質やコレステロールを含む脂肪分が血管、心臓、肝臓などの臓器に蓄積されていきます。その結果、臓器の機能低下や動脈硬化などの問題が起きてきます。

　その蓄積が集中的に行われると、徐々に腫瘍となってきます。さらに、蓄積されたものが細胞などに入り込んできて、その結果、機能の退化現象を起こします。その一つは、細胞分裂という形で現れ、腫瘍やガンになっていきます。もう一つは、細胞が腐食する。これがエイズまたはウィルス性の病気ということになります。

　そうした病気も、排泄しなければならないもの、蓄積しなければならないものを採っている自分自身に原因があります。ですから、病気を治すには、食を正すと同時に、自己中心的な欲を捨てる必要があります。そして、世の中や他人のために働くことです。そうした生活に改めていけば、病気の多くは起こらなくなります。

　陰陽の原理は食物だけではなく、あらゆる事柄に当てはまりますが、病気になるのも陰と陽のバランスが極端に偏っている結果なのです。病気をなくすには、この陰陽のバランスをいかにコントロールするかがポイントになります。

マクロビオティック食実行者のコレステロール値は、米国人の平均値より七〇以上も低いという驚くべき調査結果

マクロビオティックの有効性を示す研究は、当初アメリカの死因の筆頭を占めていた心臓血管疾患の分野に集中していました。その最初のものは一九七四年、ボストン地区に住むマクロビオティック食を実践している人たちのコレステロール値と血圧に関する調査でした。

その調査はハーバード大学や、フレグナム・ハーツスタージ・センターという心臓ガンの研究所などが協力して行ったものでしたが、調査の結果、当時の常識では考えられないような事実が明らかになったのです。

マクロビオティックの食生活を実行している者は、コレステロール値がなんと平均一二六だったのです。アメリカ人のコレステロール値の平均は二〇〇だといわれています。二〇〇近いということは、いつ心臓の機能破綻が起こるかわからない非常に危険な水準です。そこで「一八〇に減らせ」というのがアメリカ政府などの指導目標なのです。それだけに、マクロビオティックの実践者の平均一二六という数字は、まさに驚異的なものというわけです。

さらに、塩分は味噌や醤油でとっているにもかかわらず、血圧がやはりアメリカの平均血圧より一〇％も低い。マクロビオティックの実践者たちは、ボストンという大都会に住んでいながら、太平洋の真ん中の島に住んでいる原住民や古代の人々と同じような健康状態だったのです。

その結果を、研究陣はアメリカの栄養学会の雑誌や心臓学会の雑誌など、様々なところに発表していきました。そのデータに基づいて、彼らは次は量が問題だということで、他の菜食主義の食事などとの比較検討を続けたのですが、常にマクロビオティックの食物に関するデータが、もっとも優秀であるという結論になったのです。

数年前の話ですが、彼らから電話があって「マクロビオティックを基準にした食事と、他の食事とのデータをもう何年間も比較検討してみたけれども、われわれの結論はマクロビオティックの食物、食生活が世界最高であるというものだ。これに勝る食体系はない。もしこれをやっているならば、心臓病や糖尿病などの退行性疾患といった病気はほとんどなくなってしまうだろう。ただ、味噌だとか醤油だとかヒジキだとか、いろんなものを、どうやってみんなに食べさせたらいいのか、それが問題なだけで、食物自体は世界一のものだ」と伝えてきました。

同様の調査研究は、その後もいろんな国や大学、研究機関などで続けられてきています。アメリカにおけるマクロビオティックの一つの到達点となった一九七七年の「食事目標」は、そうした研究の結果、つくられたものなのです。

当初、主としてアメリカの若者そして知識層に受け入れられ、その後、アメリカの食生活は徐々にマクロビオティック的なものに改善されてきているのですが、もちろんまだ十分というわけではありません。

そうした中で、最近はNIH（米国立保健所）が資金を出して、ハーバード大学、ボストン大学、ミネソタ大学やアメリカのガン研究所の研究陣と私どもとの共同研究が進行中であり、マクロビオティックによってガンが治ったケースを私どもで選別して、研究者側に提供しています。

私どもにはこれまでに何千というデータ・ファイルがあるのですが、厳密にいうと、その大部分は様々な種類の治療法を併用しています。あるいは、本人たちは「マクロビオティックで治った」といっていても、実は同時期に鍼灸を受けていたかもしれないし、ホメオパシー（類似療法）を行っていたということでは、科学的なデータとしては純粋ではありません。

さらに、マクロビオティックによって「乳ガンが治った」「子宮ガンが治った」といって、元気で飛びはねていても、治ってから病院に行って、再検査を受けたかというと、受けていないといった例が多いのです。

本人たちにはすでに自覚症状もないし、何よりも元気なので、再び病院に検査のためになど行きたくないわけです。そのため、私が見ても、第三者の誰が見ても確かに治ってはいるのですが、病院のデータに載らない。そうしたケースも、再確認できないということで除外しなければなりません。

そのようにして整理していくと、科学的に純粋なケースというのはますます限られてくるわけですが、最終的には何百というケースの中から一二五例をピックアップし、さらに厳選した七五例を、現在研究陣が比較検討しているところです。その研究成果は、近々発表されることになっていますが、研究機関としては、たとえ二〇例でも三〇例でも、本当にマクロビオティックで治癒したのだということがわかれば、追跡して臨床的な研究に入れるのです。

マクロビオティック食で膵臓ガンを克服

マクロビオティックに対する科学的な解明については、今後の研究に待たなければならない部分が少なくありません。いまのところ、食物と病気との関係、食物と健康との関係は、栄養学や食物を科学的に分析する機関では把握できないというのが現状だと思います。食物が生体において、どのように変化するのか。これは正確にはわかっていないのです。人間の体内では低い温度で原子転換が行われているはずなのですが、それは現在の科学ではありえないというのが常識ですし、現在の栄養学でも追跡はできないのです。

結局、発ガン性物質についての研究、あるいは肉食をしている人と菜食主義の人では、コレステロール値はどうちがうか、心臓病の発生の状況にちがいはあるかといった研究、データの集積がなされているだけで、その因果関係や原因に関する解明は今後の課題というわけです。

ガンが手術および抗ガン剤等を駆使する近代医学では基本的に治らないことも、食事療法その他の代替医療で治るケースが多いことも、いまでは広く知られる事実になっています。

春山茂雄医師の『脳内革命』（サンマーク出版）は二〇〇万部を超える大ベストセラーになりました。この本がベストセラーになったことで、物事をプラスに発想することによって分泌される脳内モルヒネが自然治癒力や免疫性を高める働きがあるという、いわゆるプラス思考が人間の健康にとって重要だという認識が、より一般的になったと思います。

一八八六年に、ドイツの医学者・ブッシュ博士がガンの自然治癒例を初めて発表して以来数多くのガンの自然治癒例が報告されていますが、イリノイ大学の外科医C・エパーソンとW・コールは、一九〇〇年以降に出版された医学誌の中から文献を渉猟し、一九六五年までの六五年間に、科学的に見て確実に自然治癒したガンの症例一七六例について、一九六六年に発表しています。

それによると、副腎腫（三一）、神経芽細胞腫（二九）、膀胱ガン（一三）、大腸および直腸ガン（七）、乳ガン（六）、胃ガン（四）、子宮ガン（四）、その他（八二）というものです。

食事療法はさておき、ガンに打ち克つんだという強い気持ちと、病魔にこだわらない楽観的な心の持ち方が、大きな力となり、βエンドルフィン、アンフェタミンなどの脳内モルヒネが働くことが医学的にも証明されてきています。

不治の病といわれてきたガンですが、自然治癒した多くのケースが科学的に確認されているのです。なぜ、医学の力を借りずにガンを克服することができたのでしょうか。

私どもがマクロビオティックの食事によってガンを克服した人たちの治癒例を紹介し始めたのは、一九七〇年代初期からです。そのいくつかは、私どもの機関誌である『イースト・ウエスト・ジャーナル』に掲載されてきました。

それと並行して、食事とガンとの関連を探る会議が開かれ、そうした活動の中から、多くの本や雑誌の記事が生まれました。一九八二年には全米科学アカデミーが「食事、栄養、ガン」という報告書を発表。大半のガンの原因は、飽和脂肪酸（飽和脂肪酸が多いと脂肪は固体になり、不飽和脂肪酸が多いと液体になる）、動物性蛋白質、砂糖、化学添加物を多量に含む現代食であると指摘していることは、すでに述べた通りです。

そうしたガンの治癒例の中から、ここではC・ハーシュバグ、M・I・バリシュ共著『癌が消えた（驚くべき自己治癒力）』で紹介されているノーマン・アーノルドのケースを見てみたいと思います。

ノーマンは有名な酒の販売会社の社長であり、地域の実力者でしたが、一九八一年の秋、背中の下のほうに鋭い痛みを感じました。診断の結果は「胆石だろう」ということでしたが、手術してみたところ、膵頭部に腫瘍ができていて、リンパ節と肝臓に転移があるのが見つかったのです。

膵臓ガンは進行が早く、ほぼ例外なく死に至る病で効果的な治療法はないとされています。発見後、一年で九〇％以上の人が亡くなっています。

そんな絶望的な状況の中、病院で『ライフ』のページをめくっていた彼は、そこに野菜と玄米を中心とした「自然食」でガンを治した医学博士に関する記事を見つけたのです。

その記事を読んで電話をかけてきた彼は、その日のうちにボストンに飛んできました。その彼に私は「必ず治りますよ」といいました。

そのときのことを彼は本の中で「他の人はみんな、私がいくら頑張ってもあと数カ月の命だと言いました。彼だけです、私が勝つことができると言ってくれたのは」と、語っています。同書には、こう書かれています。

＜ノーマンはもし自分に未来があるとすれば、それはおそらく自然食に頼ることだろうと思っていた。彼は弁護士に、ボストンへ行って久司の記録の中の膵臓癌のケースを研究するよう言った。弁護士は最後はミネソタ州まで足をのばし、そこで膵臓癌から回復した元パイロットを見つけた。

「いいぞ」ノーマンはレポートを受け取ると言った。＞

厳しいマクロビオティック食を続ける一方、ノーマンは医者をしている従兄弟に紹介された専門医（シャイン博士）から受けていた化学療法を、医師の反対を押し切ってやめました。

＜数カ月後、ノーマンは博士のもとへ行った。「とても調子よさそうですね」ノーマンが化学療法を続けているものと思って、シャイン博士はうれしそうに言った。ノーマンはもう化学療法はやめたんです、と告白した。ゲリ（ノーマンの妻）は言う。「先生は紙をとり落としそうになりました。とてもショックを受けたようで、『では何をしていたのですか？』と強い口調で尋ねられました。『あなたは私よりも健康そうだ』」

「食事療法をしていました」とノーマンは献立表を見せた。＞

＜久司道夫によれば、精製していない穀物、豆、野菜、それにときたま魚を食べるといった食事は、体内に溜まっている毒素を取り除き、組織を酸素と栄養で満たすという。彼はノーマンに、彼の経験した奇妙な効果……風邪の症状がでたり、舌の色がびっくりするほど黒くなったりといったことすべて……は堆積した毒が「排出」されるときの典型だと言ってノーマンを安心させた。ノーマンはここ数年来でこんなに体調のいいことはない、と感じ始めていた。＞

結局、診断から一年ちょっとで、腫瘍のあらゆる形跡はなくなり、血液、超音波その他のテストでも異常は何も見られなくなった。そして、七年ほどたった六〇歳の誕生日に、ノーマンはアフリカの最高峰五八九五メートルのキリマンジャロに登るまでに回復してしまったのです。

彼の膵臓ガンの原因は「私ぐらいの体を維持するには、一日に三回肉を食べるのは当然だと思っていましたから。一気に半ガロン（一・九リットル）のチョコレート・アイスクリームを食べることも平気でした」というぐらいで、本人自ら「ひどい」という食生活の結果でした。

全てのガンの原因はマクロビオティックと陰陽原理で説明できる

戦後、日本人の食生活の欧米化によって、いたるところでアメリカ的な病気が増えましたが、ガンの場合も、かつての日本ではほとんど見られなかった大腸ガンや乳ガンなどが増加しています。その事実は、逆にガンの原因である毎日の食生活、生活態度、心の持ち方を改めれば、ガンの症状は消えていくということを教えています。原因を改めないで、病変部を対症療法的に治療して、一時的に症状が改善しても、原因が依然としてあるかぎり、ガンは再発してしまいます。

ガンの根本原因は、血液や体液の質を低下させる現代の食生活にあります。汚れた血液と澱《よど》んだ体液が、ガンのような異常な細胞をつくるのです。

ガンの原因となる食物について、整理してみると、(1)陰性の食物および飲み物のとりすぎ、(2)陽性の食物および飲み物のとりすぎ、(3)極陰、極陽両方の食物および飲み物のとりすぎ、のいずれかということになります（詳しくは第五章で取り上げます）。

(1)の陰性の場合、清涼飲料、乳製品、油と脂肪分、精製穀物、製粉加工品、香辛料、アルコール、熱帯性の果物などのとりすぎ。(2)の陽性の場合、肉、卵、チーズ、塩などのとりすぎ。(3)の陰陽両方の場合は、陰性・陽性両方の食物のとりすぎによって、ガンが発生します。

普通、陰性のガンは体のより陰性のふくらんだ柔らかい部分、例えば皮膚、食道、乳房、胃壁、腸管、膀胱などに発生します。陽性のガンは、一般に体のより引き締まった部分である肝臓、十二指腸、膵臓、腎臓、脳などに発生します。しかし、どんなガンでもある程度は両極の要因を持っています。特定の治療、医療によってガンを治すのが難しいのは、そのためなのです。

マクロビオティックでは食物の陰陽と体の各部の陰陽とのバランスを考慮し、その偏りを食物によって調整します。そして、症状が消えた後はバランスのとれたマクロビオティック食を続けることで、病気の再発を防ぐことができるのです。

具体的なガンについて、マクロビオティック的に、あるいは陰陽の原理に基づいて簡単に見てみることにします。

膵臓ガンは体の中心にあり、そこに高脂肪のものが集まってできますから、陽性のガンということになります。特に、卵やチーズ、鶏肉の脂肪、コレステロールの多いエビ、カニなどを食べ続けていると、膵臓ガンができやすくなります。

最近増えた大腸ガンや直腸ガンは、消化器の最後の部分にできますが、大腸や直腸は下降する方向性を持っているため、陽性の臓器ということになります。つまり、陽性の肉や動物性食品をとりすぎると、陽性過多となり、ガンができてくるわけです。

同じく陽性のガンには、やはり動物性食が主たる原因で、高脂肪、高蛋白、高カロリーのものが下腹部に集中してできる前立腺ガンがあります。

骨は体の内部にあって、ミネラルが集中しています。そこにできる骨ガンも陽性ということになります。

日本に昔から多い胃ガンは、肉食や塩分など陽性の食物のとりすぎと、化学調味料や香辛料、アルコール、砂糖など陰性の食物のとりすぎという、陽性の強いものと陰性の強いものの両方をとりすぎた結果ということになります。

上に向かって伸び、パーッと拡散する性質の陰性の特徴を持つガンについて見ると、食道や口にできるガンは、体の上のほうですから陰性ということになります。陰性のガンの原因は、油の多いものや果物、甘いものなどの陰性の食物のとりすぎ。あるいはお酒を飲むと気分が高揚して顔が赤くなるように、陰性の特徴を持つアルコール類も、食道ガン、咽喉ガン、胃ガンなどの原因となります。

乳ガンもまた体の上部にありますから、陰性のガンといえます。原因は乳製品、アイスクリーム、甘いもののとりすぎです。

皮膚ガンも体内の異物を排泄したものが、表皮上に拡散した形ですから、陰性のガンということになります。

脾臓はリンパ系の中心となる器官です。そのリンパは扁桃腺や脇の下、鼠蹊部《そけい》（ももの付け根）など全身にあるように、全身に広がる拡散性を持った器官ですから、ここにできるガンは陰性ということになります。原因はミルクや砂糖、油、果物、アルコールなど陰性のもののとりすぎです。

ガンの化学療法を受けた患者は、皮膚がカサカサになり、体が縮んでくるように、化学療法は体を陽性にします。従って、陰性の食物のとりすぎが原因と見られる陰性のガンの場合は、陽性の化学療法によって良くなることがしばしばあります。それは陰性の症状が、陽性の療法で打ち消されるためです。

これに対して、陽性の食物のとりすぎによる陽性のガンの場合は、化学療法によってかえって悪化することになります。陽性の療法が、陽性の症状を増幅することで、さらにバランスを崩すためです。

こう見てくればわかるように、結局、食物の偏りが体の各部の陰陽のバランスを崩すために、いろんな病気にかかるわけです。それはエイズの場合も変わりありません。

エイズ患者への応用も研究中

エイズは人類史上最悪の未知のウィルスから引き起こされる病気であり、一九八一年にアメリカで発見されてから一〇数年たったいまも、無数の科学者がウィルスの撲滅運動とともに、エイズの病気治療にチャレンジし闘い続けています。

エイズの主な特徴は、昔から存在していたものが改めて流行った病気であること、ウィルスの生きる環境条件に変化が生じたことによって発生率が高くなり、感染のペースが早まったこと、また、段階を踏んで次々と拡大し、拡散していくことにあります。

エイズを発症させるウィルス・HIV—1は地球の片隅に長い年月ひっそりと生きてきました。しかし、他の疫病にもよく見られるように、ウィルスが生息し、増殖するのに都合のいい環境に変化したことによって、あっという間に全世界に広まっていったわけです。

これまでの疫病とエイズの主な相違点は、大きく次の三点に絞ることができます。それは異常に高い死亡率、長期の潜伏期間、そして伝染拡散の仕方のほとんどが性行為と違法薬物・自己静脈注射の器具共同使用という淫靡な行為によるというものです（日本では薬害エイズ問題のように、輸血による感染も多いわけですが）。

理解が進むにつれ、HIVは感染すれば最終的にはほぼすべての人々が発症し死に至る、まさに悪魔のような存在であることがわかってきました。しかも、他のウィルスの場合、特に凶悪なものほど数日とか数週間後に発病するのですが、エイズは感染力は弱いのに、発症までの期間が異常に長く、平均一〇年もの潜伏期間があるのです。

アメリカ社会ではエイズが、いまや若い成人男女の最大の死因となっています。他の国を見ても、驚くべきスピードで感染の範囲を広げ続けており、地球全体では一日に新たに五〇〇〇人以上の人々が感染しているといわれています。

一方、日本の現状はアメリカとは微妙に違っています。これまで日本におけるエイズ発生以降の数字の伸び率は幸いにして、そう多くなく、むしろ深刻なのは厚生省をスキャンダルに巻き込む形になった薬害エイズの問題でした。

しかし、WHOの将来予測によると、二一世紀が始まるころには感染者数は四〇〇〇万人に達するといわれ、新感染者の大多数はアジアの住人であると指摘されています。現在、アジアには性行為を通して感染するものとドラッグ使用者を通じてのものという二つのタイプがあり、性行為経路の菌種が特に速い速度で拡大しています。

日本においても、感染者は増加傾向にあり、特に異性間の性行為による感染が急増しているだけに、警戒が必要なのはこれからなのではないでしょうか。

私たちがアメリカにおいてエイズ患者の手助けを始めたのは、いまから一五年ほど前。サンフランシスコのゲイたちの間でエイズ騒ぎが起こり、全米がパニック状態に陥っていたころのことでした。

新聞やテレビは、連日エイズ問題を同性愛者たちの間に広まる新しい性病として報道していました。そんな報道ラッシュの中、テレビでエイズをテーマにした座談会をやっていたのを見ていると、出席していた宗教家や医師たちが声高に「エイズ患者は同性愛者で、神の道に反するから罰が当たったのだ」と、主張していました。

宗教家であれば、たとえ自分が解決方法を知らなくても、彼らの不安を解消するなり、慰めるなり相談に乗らなければいけないはずです。あるいは、医者であれば解決方法がわからなくても、何とか助けようとしなければいけないはずです。それを「天罰」という一言で、自らの使命を放棄してしまう。私は、そんな彼らの姿を見て、同じ人間として恥ずかしい思いでいっぱいでした。

すぐに、私はボストンからサンフランシスコやロサンジェルスと並んでゲイのメッカといわれたニューヨークに飛び、ゲイとレズビアンを対象にした講演会を開いて、「エイズの原因は食物にある。エイズを治すには食事を正し、抵抗力を高めなければならない」と力説しました。

一五〇人ほど集まった聴衆のほとんどは、私のいうことを信用していませんでした。それでも、私は根気よく講演会を続け、少しずつ玄米を中心としたマクロビオティック食を広めていったのです。

私が調べたところでは、彼らの特徴は日常的に高カロリー、高脂肪、高蛋白質の食事をとっており、甘いものが欠かせない生活を送っていることでした。そのため、膵臓が悪化して慢性低血糖症を起こし、さらに甘いもの（単糖類）に飛びつくという悪循環に陥っていたのです。

あるいは、麻薬をやる人にエイズ患者が多いのも、膵臓を損ない、そのため免疫性がなくなった結果なのです。

私はニューヨークのグリニッチ・ビレッジ近くのゲイやレズビアンが集まるコミュニティ・センターでマクロビオティックの講義をし、妻のアヴェリーヌや講師の人たちは料理の講習会を続けていきました。

食べ物で血液がどう変わるか、なぜ免疫性がなくなるかを話しながら、玄米の炊き方、味噌汁のつくり方、キンピラのつくり方を教えていったのです。最初はインテリ風の二、三〇人の人たちだけだったのが、次には五〇人、その次には一〇〇人と回を追うごとに参加者が増えていきました。

医者でさえ、エイズ患者を恐れて、マスクをかけ手袋をつけて完全装備で接していた中で、私たちは正しい食生活をし、血液を浄化しておけば、免疫性は十分にあると思っていたため、アメリカ式に抱擁してあいさつを交わしたり、握手をして、一緒の食器で食事をともにしました。彼らは「こんなに温かく接してくれる人たちは初めてだ」といって、ボロボロ涙を流しました。

やがて、それまで懐疑的だった人たちも興味を示すようになり、彼らもまた食生活の改善に努めていったわけです。彼らは細胞組織をゆるめて血液を薄くする陰性過多の食物を好んできたため、逆に陽性の食事に変えていかなければなりません。主に玄米と野菜を中心に、海草類の入った味噌汁を彼らに勧めました。そして、彼らが好きな熱帯性果実やジュース、ミルク、アイスクリームなどの甘いもの、動物性のものは一切とってはいけないということにしたのです。

動物性食品を避けなければならない理由は、動物性のもののほとんどが酸性食品であり、それらをとると血液が酸性になりやすく細菌やウイルス性の病気にかかりやすくなるからです。

腎臓は汚れた血液を浄化する臓器で、スポンジのような糸球体からなっています。この小さな孔《あな》は水やナトリウム分子などは通過できるのですが、動物性蛋白など大きい分子は自由に濾過できないため、毒性を残したまま血液に流れ出てしまいます。マクロビオティックが肉類や乳製品などの動物性蛋白質を評価しない理由の一つは、ここにあります。

一九八三年、エイズにかかったニューヨークの男性グループが、血液の質を変え、免疫性を取り戻すことによって、エイズを克服しようと考え、マクロビオティック食を始めました。そんな彼らの血液と免疫反応を、翌八四年からニューヨークとボストンの免疫学者がチェック、定期的な検査を続けてきました。

その間、マクロビオティック食が血液の浄化と、免疫性の向上に目覚ましい効果があることがわかってきています。まだ結論は出ていないとはいえ、エイズ患者の多くがマクロビオティックの食事によって症状の安定または好転を見ているケースが多々あることが確認され、マクロビオティックに対する評価は一段と上がりました。

エイズの保菌者は、エイズ患者も含めて、いまも倍増しています。その保菌者の中の三〇％が、五年間のうちに発病してくるのです。一度、エイズにかかると、いまのところ効果的な処置法がないため、ほとんどの者が数年のうちに亡くなってしまいます。

エイズの解決法については医学界でも、いろいろな提案がなされていますが、これといった処置法はありません。ワクチンもまたエイズの解決法ではなく、あくまでも次善の策でしかありません。その意味でも、いま現在、もっとも有力な解決法が食生活の改善、すなわちマクロビオティック食なのです。あらゆる病気の原因が食事の過ちにあり、その回復・改善にマクロビオティック食が役立つことを、医学の専門家たちが理解できる日が早くくることを期待したいと思います。

マクロビオティック食は自然治癒力を高める

エイズについては、私たちはボストン大学の細菌学者と共同で研究に取り組みました。その結果わかったことは、エイズ患者はリンフォサイト（白血球の一種）数が激減して、免疫細胞の質が低下するため、ウィルスなどに対する抵抗力を失ってしまっていることでした。

食生活を正しいものに変えるということは、血液を変えることなのです。ですから、マクロビオティック食に変えることによって、二年で白血球は正常値にもどり、ウィルスに対する抵抗力がついていくのです。

現代医学は病原菌であるウィルスを化学薬品で攻撃して壊滅させようとします。それに対してマクロビオティックは、血液を浄化し、自然治癒力を回復させてウィルスに冒されない健全な体をつくることによって、エイズを治すという考え方なのです。それはエイズ・ウィルスと共存するという考え方でもあります。ツベルクリン反応テストをすればわかるように、結核菌を持っているからといって、必ずしも結核になるわけではありません。同様に、エイズ・ウィルスを持っていても、ただちにエイズにかかるわけではないのです。

では、正しい食事に対して、彼らエイズ患者が日常とってきた食物はどのようなものだったのでしょうか。

その顕著な傾向は、とにかく甘いものをとるということです。砂糖、チョコレート、ハチミツ、熱帯性フルーツ。そして、乳製品を多くとるということです。もちろん、肉類や脂肪の多いものもとるのですが、甘いものや乳製品をとると、体が酸性化してきます。そのため、骨粗鬆症なども起きるわけですが、同時に細胞そのものが崩壊し、腐食していくわけです。

生物はみなそうですが、例えば死骸を大気中に放置しておくと、空気中には湿気がありますから、死骸は酸化し腐食していきます。このとき、何が発生してくるのかというと、細胞が崩れていって、バクテリアが現れてきます。このバクテリアがさらに崩れて、代わりにウィルスがどんどん増えていくわけです。

そのように腐食は進行していくのですが、実はこれは生物の進化を逆にたどっていることでもあります。要するに、生物の進化というものは、ウィルスがバクテリアになり、バクテリアが集まって、細胞なり、細胞が集まってあるものは肉となり、またあるものは骨となっていくわけです。

その一方で、逆に肉や骨、細胞といった組織を崩していくものがあります。それが甘いものや乳製品というわけですが、そうしたものをとることで、細胞などが崩壊していき、自分自身の体内にウィルスを発生させるということが起きても不思議ではないのです。

それが、エイズを発生させるメカニズムなのです。ですから、HIVウィルスは必ずしも外からやってくるだけではなく、自分自身がつくり出しているものもあるということがいえるのです。

酸化した体を正常な状態にするには、食物を正していくしか方法はありません。マクロビオティックを続けていくことによって、徐々に正常にもどり、健康になっていきます。そして、HIVウィルスはあるのですが、発病しないという、「一生かかったままで過ごす」――そういう状態になることができるのです。それは私たちが結核菌を持っていても、必ずしも結核ではないのと同じことです。あるいは、何年間かして、HIVウィルスが消えてしまうといったことも起こってくるはずなのです。

私たちは多くのエイズ患者と接してきて、そうしたことをすでに確認してきています。その意味では、現在のエイズに対する対応の仕方というのは、私たちの立場からはまったく見当ちがいなものだといわざるをえないのです。

そんな思いもあって、私は日本でもエイズ患者を専門に扱っている病院に行ったり、研究者に会って、いろいろ話をしたり聞いたりしたことがありました。彼らの話を聞いて、ビックリしたのですが、いまのエイズ患者の人たちは「ちゃんとした食事をしなさい」といわれても一体、どんな食事が普通なのか、何を食べたらいいのかがわからないというのです。

彼らは、アイスクリームが好きだったら、アイスクリームばかりを食べ続けるとか、ココアが好きであればココアだけ。パンでもラーメンでも、それが食べたいというと、そればっかり食べてしまう。結局、好き勝手にやっているだけで、何が普通であり、基本なのかがわからなくなっているのです。

そこでは、日本ではごく当たり前であった主食と副食の区別や考え方もなければ、食の常識そのものが欠落しています。そして、もちろん料理はできないし、そういう発想自体がないということで、特に勤めに出ている人たちはついコンビニ弁当や缶詰など、手近なものですますようになるというわけです。

そうした食物の偏りが、体の各部分の陰陽のバランスを崩すために、いろんな病気にかかるのですから、まず食物を正すことこそ、健康のための第一歩なのです。

現状でお勧めのエイズ治療法は低血糖症向けの治療法

私がエイズを根本から治す方法として勧めているのは、低血糖症の治療とほぼ同様のやり方です。低血糖症を治すには、砂糖など体内ですぐに吸収され、すぐに発散していく単糖類ではなく、徐々に消化吸収され、徐々に発散されていくような多糖類、つまりは穀物や野菜の持つ甘味を毎日とるのです。

例えば、タマネギやニンジン、キャベツ、カボチャといった甘味のある野菜を細かく刻んで三～四倍の水で煮た煮汁を毎日飲ませます。ほんのりとした甘味がありますから、その煮汁を飲んでいると、徐々に膵臓の機能も回復してきて、一カ月ぐらいしたらもう甘いものが欲しくなくなってきます。

玄米などもよく噛めばさらにいいのですが、いずれにせよ甘いものが欲しくなくなるということは、膵臓の機能が正常に回復してきているため、インシュリンと反インシュリンが交互にバランス良く出てくるようになってきたためなのです。

その後は、それをずっと続けていくことによって、エイズの症状はどんどん良くなってきます。その意味ではポイントは膵臓にあるわけです。

同時に、免疫性を高めるためには、逆に免疫性を弱らせる悪習慣……例えば、タバコ、ドラッグ、お酒、甘いもの、動物性蛋白質、動物性脂肪分、さらにストレスのたまりやすいライフスタイル、多数のパートナーとのセックスなどをやめなければなりません。

現在、アメリカでは私の観察では全体の六〇％、日本でも大人の六〇％、女性の七〇％は低血糖症ですから、大半の人はいまもエイズになる可能性を潜在的には持っているわけです。ただ、そこまでいかないうちに風邪を引いたり、アレルギー症状を起こしたり、あるいは心臓病やガンで倒れたりしてしまうのですが、食が改まらないかぎり、現代人全員がエイズにかかっても不思議ではない状況が続いているのです。

先天性・遺伝性の病気は母胎内・幼児期の食事が原因

私が「すべての病気の原因は食物にある」というとき、中には「遺伝性の病気というのは、食べ物でも治りようがないのではないか」と考える人がいるかもしれません。

例えば、精神病は一般に先天的なものであるとのイメージが強いと思われます。しかし、その先天性というものは、私たちが母胎の中で食べていたもの、幼児期に食べるものによってできるわけです。だからこそ、時間はかかっても、先天的なものも食物によって治っていくのです。

食物を調整していくことによって、精神病の症状さえほとんど解消することができます。脳もまた、食物次第でどんどん変化します。精神病がなぜ思うように治らないのかというと、原因となる食物を改めずに、対症療法ばかりをやっているからなのです。

あらゆる面で国際化が進んでいる日本では、最近は外国型の犯罪が増えています。特に、少年少女たちの殺人事件や暴力行為が急激に増加しています。

詳しい説明は次章に譲りますが、すぐカーッとなって「キレる」といった頭の働きは、マクロビオティック的にいうと、動物性の食物と甘いものや清涼飲料水などのとりすぎなのです。だから、そうした性格も食物を変えることによって、改まっていくわけです。

その意味では、遺伝の問題にしても、根本的に見直さなければならない面が少なくありません。遺伝という言葉は医者にとって、特に治せない病気の説明には非常に都合がいいものです。

私の秘書をしているクリス・アクバーは、もともと乳ガンを治したくて私のところを訪れ、マクロビオティックを実践することによって乳ガンを治したのですが、その彼女がマクロビオティックを始める前に、乳ガンの原因として医者から言われたのは「遺伝だろう」というものだったのです。

ところが、彼女の家系にはガンの者など誰一人としていなかったのです。そこで、彼女は遺伝という説明に対して「全然、お門ちがいのことを言っている」と、納得しがたい思いがしたそうです。「どんな食物をとったらいいでしょうか」という質問にも、当時はまだ病気と食物の関係が現在ほどわかっていなかったこともあって「何でもいいですよ。栄養のあるものを食べなさい」としか、いわないのです。

しかし、患者のほうでは何となく、本能的にわかっているのです。「何か食べ物が悪いからガンになったのではないだろうか」と。ですから、どうしても医者に聞きたくなるわけです。しかし、大抵の医者は「何を食べてもいい」というので、その患者は不安を憶えて、医者への信頼を失っていくことになります。

各正常細胞には、約一〇万種の遺伝子が存在しています。同時に、ガン遺伝子も約六〇種類存在しているといわれています。ということは、何かあった場合、正常細胞がガン細胞化する可能性が最初から備わっているということにもなるのですが、現在、遺伝子工学の最先端ではガンの遺伝子を組み換えて、ガンにならない遺伝子をつくって、それを医学的に利用しようといった研究が積極的に行われています。

そのため、国をあげて膨大な研究資金が動いているわけですが、実はガンにならない遺伝子などというものは、まったくの錯覚でしかありません。仮にそのような遺伝子をつくったとしても、様々な外的な刺激や条件の変化によって、突然変異のように変わってしまいます。同時に、そういう遺伝子があったとしても、その人が相変わらず乳製品や肉、砂糖などをとっていれば、また病気にかかりガンに冒されたりするのです。遺伝性も食物が問題なわけです。

そのことに大半の研究者は気がついていないのですが、中にはほんの少数ですが「遺伝子工学で病気を予防しようなんてことは、まったくの迷妄であり、妄想でしかない。いくら遺伝子を組み換えて遺伝子マップをつくったところで、これは万人には適応できない。われわれは個人個人、みんなちがうんだ。だから、何の役にも立たないことを遺伝子工学はやっている」と遺伝子組み換えに疑問を投げかけている研究者もいます。

ところが、その彼らにしても食物に注目することはなく、病気には遺伝子ではない何か他の要因があるはずだと考えながら、それがわからないと悩んでいるのです。私には、なぜ医療の最前線にいる医師や研究者たちが病気の原因の第一に食物を考えようとしないのか、不思議でなりません。

第四章　戦争のない平和な世界への五つのステップ

マクロビオティック食でポルトガルの囚人たちの性格が変わった！

ここ数年の日本は、海外にも衝撃を与えたオウム真理教の地下鉄サリン事件、阪神大震災、噴出する金融スキャンダル等など暗い話題ばかりが目につきます。そんな暗い世相に拍車をかけているのが、神戸の中学生・酒鬼薔薇聖斗が起こした連続児童殺害事件をはじめとした少年犯罪ではないでしょうか。

学校内で中学一年生が女性教師を襲ったり、二人の少女が年金生活の老人を殴り殺すといった事件まで起きています。

心の教育が話題にされるのをあざ笑うかのように、教育の現場はいつもムカついて、キレる寸前のアブナイ少年少女たちでいっぱいなのです。

一連の報道の中で、私が不思議に思うことは、子どもたちの荒廃が戦後の詰め込み教育、受験競争、暴力シーンに満ちたテレビやゲームの氾濫などにそのすべての原因を求めるばかりで、食物との関連を指摘する声がまったくといっていいほどないことです。

わずかに『朝日新聞』（一九九八年二月五日付）が「菓子多食の現代型栄養失調が遠因」として「子どもたちがスナック菓子などを多食し、きちんとした食事をしない『現代型栄養失調』が『キレる』一因と指摘する専門家もいる」と書いています。

記事によると、福山市立短大の鈴木雅子教授（栄養学）は、一九八〇年代、福山市と尾道市で中学生一〇二七人を対象に食事と心の関係を調査。「野菜・魚などをよく食べるか」「カップめんや缶ジュースをとっているか」などの質問とともに「誰かをいじめているか」「すぐカッとするか」などをたずね、食事内容によって五グループに分けてみた結果、食事が悪くなるほど様々な問題が増えていることがわかったということです。

私たちの実験でも、同様の興味深い結果はいくらでもありますが、ここではポルトガル・リスボンの監獄で凶悪犯たちによって行われた〝実験〟を紹介することにしましょう。

いまから二〇年も前のことですが、当時、ポルトガルからボストンにやってきて久司インスティテュートで一年間勉強した青年チーコが、リスボンに帰って、友人と一緒にマクロビオティックを精力的に広めていました。マクロビオティックに関する講演をしたり、料理講習をしたり、指圧を教えたり、いろんな活動を展開していたわけです。

あるとき、そんな彼らの活動が現地の新聞に載ったのです。そして、その記事を目に止めて興味を示したのが、何と刑務所に入れられていた凶悪犯一味だったのです。

ポルトガルのリスボンの北には、観光客によく知られた素晴らしいお城があります。その前に大きな刑務所があって、全国の刑務所から凶悪な連中が集められてきます。そのもっとも凶悪な連中が二八人でグループを組んでいて、ボスのあだ名が〝アル・カポネ〟。殺人こそ犯さないものの、彼は年に四〇〇回という記録を持つ「ホールドアップ」専門の強盗。それからナンバーツーの男は銀行泥棒。それも機関銃で脅して金を奪っていくのですが、彼らは総勢二八名もいて警官の手に負えないため、最後は軍隊を動員して捕まえたということでした。

最初のうちは、他の刑務所に入れられていたのですが、しょっちゅう暴れるので、リスボンに移されます。そのときにたまたま、その新聞をアル・カポネたちが読んだわけです。それで「面白そうじゃないか。これやってみよう」ということになったのです。

刑務所のほうで調べてみると、どうも危険はなさそうだということで、チーコに連絡がいって勉強会が始まり、やがて料理講習が開かれました。ナイフは持って入れないので、手で野菜類をちぎりながら、アル・カポネたちも勉強。刑務所の中で、彼らは自炊を始めたのです。

刑務所では毎朝、看守が起床時間になると、ドアを叩いて歩くわけですが、その度に彼らは「うるさい」とか「あっちへ行け！」と叫んでいたのです。ところが、玄米や野菜を食べ、自炊を続けていたある朝、彼らから「おはよう」という言葉が返ってきたのです。

それ以後、そういうあいさつの言葉が自然に出てくるようになりました。それまでは廊下で看守とすれちがっても、そっぽを向いたり、舌を出したり、反抗的な態度をとっていた彼らが、看守とすれちがうと「ヨオッ」とか、声をかけられると「ハイ」というようになってきたのです。

彼ら自身、自分たちの変化に気がつくと同時に、看守たちも「何だろう。気味が悪いな」と思っていたということです。そのうち彼らは看守たちを摑まえては「お前の鼻、脹れているじゃないか。心臓が悪い証拠だぞ」「お前は下唇が垂れているけど、胃腸が悪いだろう。オレたちと一緒に食わないか」と、そんな話をし始めるにつれて、看守たちもだんだん影響されていったのです。

そんな状態が何カ月か続いて、刑務所側でも彼らの変化が本物かどうかテストをしてみようと、ある土曜日、アル・カポネ以下二八人に「翌日の日曜日の夕方までに帰ってくるように」との条件をつけて、外出許可を与えたのです。

凶悪犯のアル・カポネらには尾行をつけて外に出したのですが、それまで脱獄ばかり考えていた連中が、全員帰ってきたわけです。何週間かおいて、今度は尾行をつけずに、外出許可を与えたのですが、やはりまた全員が帰ってきました。

そこで、彼らを呼んで「お前たちはいままで、人殺しをしてでも外に出たいと思っていたはずなのに、なぜ帰ってきたのか」とたずねたところ「町に出ても、うまいものがないんだ。ここで食べるものが一番うまいし、しかもタダだ。だから、ここに帰ってきた」という返事でした。

その後、何週間かして、リスボンで私のセミナーがあったときに、彼らも聞きにきたので、私がみんなを壇上に上げまして「どんなことをやったのか。何がどう変わったか。そして、どんな人生観になったか」を、話してもらいました。

セミナーが終わると、彼らは私を摑まえて「刑務所を出たら、どういう仕事をしたらいいか」「なぜ、世の中に戦争が起こるのか」「オレたちは死んだら、どうなるのか」といった人生問題や社会に関する質問を次々としてきました。

そんな彼らの変貌に、刑務所のほうでも感心して、一〇年の刑期、一五年の刑期、中には二五年の刑期の者さえいたのですが、その全員が二年間で社会復帰してしまいました。しかも、その後、誰一人として再び、犯罪を起こして戻ってこなかったのです。

ある者は畑を耕して野菜づくりを始め、ある者は豆腐づくりを始めました。また、ある者はマクロビオティックのレストランの皿洗い。ナンバーツーの男は多少、英語が話せたので、ボストンに来て、マクロビオティックの勉強を一年間やりました。彼は、実にいい人間なのです。

ある日、私と散歩していると「ミチオ、金に困るか?」というので「教育者というのは、いつも貧乏なものなんだ」。「そうか、金に困ったらいつでも言ってくれ」「どうするつもりだ」というと「ちょっと見てくる」といって一回りしてくると「あの銀行、屋根から入れるんだ。オレが見たところ、いま三五〇万ドルぐらい現金がある。金がなくなったら、いつでも言ってくれ」と。

あわてて断りましたが、彼はヨーロッパに帰ってから、マドリッドで病人を治療したり、各地で教えたりしていて、いまは非常に尊敬されています。

そういうふうに、食事によって生活がすっかり変わってしまうのです。彼らの例からもわかるように、犯罪というものは、ちょっとしたきっかけでカーッとなった状態で起こすものなのです。あるいは、ある状況で、ある者はカーッとこないかもしれないけど、ある者はカーッとくる。その原因は何かというと、前の日に食べた塩鮭かもしれない。あるいは、前々日に食べた卵かもしれない。あるいは、長い間に蓄積されてきたところの、いろんな脂っぽいものや香辛料などが何かのきっかけで、突然出てきたのかもしれないのです。

そこが問題なのですが、食と犯罪の因果関係を理解しようとしないため、犯罪は一向に減る気配がないのです。本来ならば、犯罪というものは犯罪行為によって罰するのではなく、なぜ彼らが犯罪を起こしたのか、なぜ暴力を振るうのかという原因、生理的な原因を理解してあげなければいけません。

刑務所というのは、六〇〇〇年前のシュメール文明の時代に始まりましたが、それがいまなお残っているのですから、まったくの時代遅れなのです。

本当は、犯罪を犯したならば、彼らをみんなヘルスセンターに入れて、そこで温泉につかって、正しい食事をしながら講習を受けたり、体操をしたりして、一週間から一カ月、三カ月、六カ月と入れておくだけできれいな血液になり、すっかり正常な人間になってしまうのです。そういう彼らが世の中に出て、力を合わせたならば、素晴らしいことができると思います。

要するに、刑法の刑罰制度はまったく必要がなくなるのです。さらに、現在の戦争を解決する方法というのは、結局は食べ物なのだということもわかってもらえるのではないでしょうか。

例えば、中東というところは非常に戦争が起こりやすい。あの暑い地域で、どんなものを食べているかというと、肉、動物性食品、大量の砂糖と香辛料、脂っぽいもの。そうしたものを食べていたら、どんなことになるでしょうか？

みんなカーッとなります。熱狂的、狂信的になります。ですから、あのへん一帯は食物を変えない限りは、常に戦乱が絶えることがないのです。

問題は、そういうふうに私たち全人類の食物を変えて、全人類が健康で、素晴らしい平和な世界に住む。それが第一歩でなければなりません。そのためにも、農薬のかからないオーガニック農業を進めていく必要があるわけです。

校内暴力多発の原因は乱れた食生活？

病気ばかりでなく、心の問題に関しても、乱れた食生活が関係しているのではないかという仮説を立て、あるいは確信を持って調査研究し、興味深い事実を引き出している例は、内外に容易に探し出すことができます。

「食事で決まる体と心」というサブタイトルのついた『食原性症候群』という本を著した心理学者

の大沢博・岩手大学名誉教授は、次のように書いています。

「校内暴力の多発の背後に、もしかしたら乱れた食生活があるのではないかという仮説を、ある中学校教師に伝えたところ、一人の生徒と食生活について話してくれた。校内設備をよく壊し、教師や生徒に暴力を振るう中三男子で、甘いもの好き、清涼飲料水を毎日一リットル飲み、インスタント・ラーメン、ハム、ソーセージ、肉（一回に約一キログラム）をよく食べ、野菜はとらない」

あるいはカップラーメンについて「脚気《かっけ》との関連で、インスタント食品の普及が問題とされたが、著者が住む盛岡市とその周辺の地域だけでも、何人かの子どもや青年で即席めんを長期連日食べていたものが死んでいる」という記述のほか、へき地の小・中学生に単身で赴任した校長が手軽で便利だからと、大量のカップめんを食べ続け、肝臓疾患で亡くなってしまうというケースなど、同書には内外の研究論文、関連書などのほか、自らの見聞を含めた同様の事例が数多く紹介されています。

その彼もまた講演などを通じて、盛んに食事の重要性を訴え続けているのですが、「なぜ、明らかな事例がいくらでもあるのに、その事実に目を向けず、相変わらず医療技術と薬に頼っているばかりで、西洋医学が人間の体をつくるもとである食事に注目しないのか理解できない」と語っています。その思いは、私もまったく同感です。

青少年の身心を蝕《むしば》むものは少なくありませんが、その中でも砂糖の影響は低血糖症に冒された多くの大人たちにとっても無縁のものではありません。

砂糖を大量にとった場合、いろんな反応が起こりますが、その一つが脳の働きを鈍くするというものです。甘いものを食べ過ぎると、眠くなったり、注意力が散漫になったりするものです。そんな私たちの脳を秩序正しく保つために必要なのが、神経伝達物質の一種として働いていて、記憶や学習との関係が深いグルタミン酸なのです。このグルタミン酸が脳内に「進め」あるいは「止まれ」という判断をする二つの化合物をつくっているのですが、その際に重要な役割を果たすのが、ビタミンB群というわけです。

ビタミンB群は腸内の共生バクテリアによってつくられるのですが、砂糖を大量に摂取すると、これらのバクテリアが衰弱し、死んでしまいます。その結果、体内のビタミンB群の貯蔵量が著しく減って、判断力が低下してしまうのです。

第二に、赤血球に含まれるヘモグロビンの中心は鉄です。ということは、磁性を持っているのですが、この方向感覚やバランス感覚が緑の野菜をとらないと、失われてしまうのです。

第三に、肉や卵、エビやカニなど、コレステロールを含んでいるものをとり続けていると、その固い脂肪が体内のあちこちに溜まってきます。その結果、心臓の障害、脳の疾患などを起こすようになってくるのです。同様に、膵臓に溜まると、反インシュリンが出なくなり、甘いものをとってもとっても血糖値が下がって、極端に疲れたり、イライラするなど、非常に興奮しやすい状態になります。

さらに、無視できないのが、多くの食物に使われる添加物や調味料などの化学物質の存在です。いまのところ、厳密なデータはありませんが、食物というものは単に栄養素だけではなく、それらが分解され波動化されます。その波動の一部は行動に影響を及ぼし、一部は想い、ものの考え方として現れるのです。これらの化学物質の影響もまた、小さくありません。

もちろん、食物以外にも考えなければならないものに、社会的な環境があります。毎日のようにテレビやゲームでは残酷シーン、暴力行為が繰り返されています。そうした映像に毎日のように接していると、それに影響されて、暴力行為に対する抑制心や倫理性、道徳観といった感覚が失われてきます。

同時に、テレビやコンピューターあるいは蛍光灯などに囲まれている環境であれば、それらが発する電磁波の問題もまた、無視できません。そうした電磁波、要するに人工的な波動を受けることで、思考状態に狂いが生じたり、鈍感になったりするのです。

従って、どうすれば正しい心を取りもどせるかは、穀物と野菜を中心としたマクロビオティック的な食生活を基本に、情操教育とともに都会から離れ、自然と接する機会を多くする必要があります。

情操教育は愛情豊かな心を育むのに役立ちます。その場合の音楽や絵画は、都会的で人工的なものではなしに、田園や自然、人間といったものを背景にして生まれてきたものである必要があります。

また、倫理性や道徳観というものは自然と非常に密接な関係にあります。人間は自然から受ける波動、温度や湿度、風の動き、太陽光線、空の星、様々なものの波動や印象といったものの中から、人間同士の関係、思いやり、いたわりなどの感覚を養っていくのです。逆に、自然との接触が少なければ少ないほど、人間としていかにあるべきかといった考え方の基準が失われてきます。そして、命そのものを感じる心もまたなくしていくのです。

世界平和実現は食の改善から——十二の原則

ポルトガル・リスボンでの実験あるいは内外の様々な研究調査の結果を、素直に受け取ればわかるように、心や暴力ばかりでなく、あらゆる社会的な問題は食物と深く関連しています。

その意味でも、マクロビオティック食がリスボンの凶悪犯の心を入れ替えさせたように、世界連邦政府という一つの世界を実現し、本当の平和を手に入れるための第一のステップは、食を正すことなのです。

具体的には、次のような原則が考えられるのはないでしょうか。

第一に、農薬のかからないオーガニックのものであること。

第二に、主食と副食がはっきり分かれていること。

第三に、穀物をはじめとしたいろんな食材を精白したり、精選しないなるべく自然なものにする。

第四に、動物性食品を減らして、なるべく植物性のものから蛋白質をとるようにする。

第五に、脂肪も動物性脂肪、卵などはコレステロールが高いため、なるべく減らしていって植物性の脂肪、ゴマ油やナタネ油などに変えていくと同時に、現代人は脂肪の摂取量が非常に多いので、減らす必要がある。

第六に、甘いものは、現在の精白された砂糖やチョコレート、蜂蜜などの単糖類はなるべくとらないで、よく噛んでいると甘くなってくる穀物、カボチャやタマネギといった野菜などの多糖類をとる。

第七に、塩分はそれぞれ個人によって適量が異なりますが、アメリカでは大体一日三グラムということになっています。日本人はもう少し多くても構いませんが、大体三グラムから五グラムの間。多くて六グラムを、味噌や塩、ゴマ塩や梅干しの形でとるようにします。この塩もなるべくミネラルが入っている自然塩でなければなりません。

第八に、ビタミンやミネラルなどの微量栄養素は、なるべく食物からとる。食物の中には自然にビタミン等が含まれていますから、そこからとって、ビタミン剤などからはとらないようにして食体系をキチンと改めていくことです。

第九に、水はなるべく自然水を飲むこと。アメリカでも都会の水の四五%は飲めなくなっています。そこで、ミネラルウォーターを買ったり、浄化装置を取りつけたりしています。日本でも大都市の水が問題にされつつあります。

第一〇に、環境に適応したということは春は春のもの、夏は夏に相応しいものと料理の仕方、秋は秋、冬は冬に相応しいものというように、季節に応じたものをとる。これは地域によっても異なり、熱帯地方にいけば当然、料理の仕方もちがってきます。例えば、インドではより脂肪分が必要になってきますし、ピリッとしたカレーや胡椒などの香辛料が必要になってきます。

ところが、日本のような温帯地方ではカレー類は多少ならとっても構いませんが、あまり必要ではありません。あるいは、寒帯地方ですと、エスキモーの住んでいるようなところにはお米や野菜などはできませんから、当然動物性のものに頼らなければなりません。そうした地域では彼ら自身が発見し、長い間、実行してきたところの伝統的な調理の仕方があるわけです。

第一一に、個人差というものがあります。活動する人、あまり活動しない人。男性、女性。あるいは子ども、老人などです。

ですから、基準は基準として尊重し、あとは塩辛くするか、甘くするか、軽く煮るか、よく煮るか、魚はときどき食べてもいいか、なるべく食べないほうがいいか、ガンの人はなるべく脂肪分をとらないようにしなければいけないなど、個人差がいっぱいあるので、そのへんは多少調整する必要があります。

第十二に、食物の大半は料理をすること。ときどき生野菜もとって構わないのですが、大半は料理をする。野菜だけでもお浸し、煮物、漬物など、いろんな料理ができます。

私たちが温帯地方に住んでいれば、そのような食べ方をします。それが世界の人口の大半なのです。そういう原則に基づいて、後は個々人各家庭によって、調整していけばいいのです。

食体系を変える第一ステップは、オーガニック農業を世界に広めること

問題は、いかにしてマクロビオティック的な食体系に全世界を変えていくかということになります。その手本はすでに欧米にあるといってもいいのではないでしょうか。実践と啓蒙という地道な努力によって、アメリカそしてヨーロッパに関しては、マクロビオティックの哲学を中心にどんどん自然食運動が起こって、急速に変わりつつあるのです。

その意味では、今後は本家本元である日本や、その他の地域を変えていかなければならないのですが、ガンや心臓病などの発生率が激減するという事実とともに、社会の乱れも肉体の危機も食を正すことによってのみ救われるのだということを説き、一人でも多くの人々にマクロビオティック

を広めていくしかないのです。

もっとも、マクロビオティックが理想的な食事であることはわかっても、外国人にとって味噌汁や玄米、特にヒジキを食べさせるのは難しいと思われる方もいるかもしれません。しかし、事実は必ずしもそうではありません。

実際に、マクロビオティック運動の輪は世界中に広がって、いまは何百万、何千万という人が、ヨーロッパやアメリカだけでなく、南アメリカ、アフリカ、中近東、ロシア、ポルトガルなどで実践しています。しかも、その数は現在も増え続けているのです。

いずれにしても、まず第一に食体系を変えなければいけません。それにはもちろんオーガニックの農業というものを、全世界に広めて行かなければなりません。

アメリカでは、いまオーガニック農業が急速に広がっています。日本でも積極的に取り組む人たちが増えてきていますが、ゆくゆくは日本全土がそうなるならば、農薬がかからなくなりますから、環境汚染の六〇％はなくなります。農薬をかけると、田畑から大地に浸透し、それが地下水に入り込み、河川に流れて、海にいきます。あるいは、飛行機で空中に散布したりするため、非常に環境汚染が激しいわけですが、その農業のやり方が変わってくることで、環境汚染も減っていきます。

すでに様々なところで指摘されているように、現代の日本を含めた欧米型食生活の在り方は環境ばかりでなく、根本的な部分で破綻をきたしています。つまり、同じカロリーを摂取する場合、畜産物でとる場合には、穀物で直接とる場合に比べて、四倍から三〇倍もの穀物を飼料として投入しなければならないのです。

個人レベルの食事の問題ではなく、これは食糧不足と世界の飢餓という、アフリカその他の国々で切実な問題となっていることと密接に関わっています。毎日、四万人の人々が餓死している現在、アジアでも人口増加にともなう畜産物需要の増加による農業環境の悪化が問題になっています。

私たちは、多くの完全な食品にわざわざ手を加えて、栄養の少ない精製加工物にしたり、大量の穀物を飼料にして少量の畜産物を手に入れています。いつまでも、そんな愚かなやり方が続いていいものでしょうか。

例えば、ハンバーガー一個分の牛肉をつくるのに、四・五キロ近くの穀物が必要になるといわれています。フライドポテトの油にはトウモロコシ三〇本。シェイクをつくるのには大豆一・八キロとミルク五・七キロ、砂糖で甘くするために四五〇グラムの砂糖きびが必要になります。

世界のエネルギー、天然資源の枯渇が叫ばれる中、私たちは動物性蛋白質を主たるエネルギー源にする食生活の在り方を根本的に見直す必要に迫られているのです。

第一次世界大戦時のデンマークでは、興味深い実験が行われています。経済封鎖を受けたデンマークは食糧不足と国民の栄養不良が深刻な問題になり、デンマーク国立栄養研究所のミケル・ヒンドヘーデ所長が政府の食糧問題顧問に任命されました。

大戦前のデンマークでは安価な穀物を輸入して、それを飼料にして豚・牛・鶏を育て、卵とバターをイギリスに輸出していたのです。封鎖作戦が始まってからは穀物の供給がストップされ、後には五〇〇万頭以上の家畜と三五〇万の人間が残りました。

ヒンドヘーデ所長は、ただちに豚の八〇%と牛の二〇%の屠殺を命じ、その分の穀物を人間の食糧に回しました。さらに肉類の消費を限りなくゼロに近づけ、アルコール飲料の製造も制限し、その分の穀物を全粒粉パンづくりに回したのです。

その結果、デンマーク人はお粥や新鮮な野菜や豆類、そして果物を多くとるようになり、ミルクとバターの消費量が減っていき、戦争のもっとも厳しかった一九一七年一〇月から翌一八年一〇月にかけて、デンマークは全ヨーロッパで一番健康な国になってしまったのです。

つまり、動物性食をやめることで、食糧危機をしのいだばかりか、マクロビオティックと極めてよく似た食事をしていた一年間に、ガンの罹患率が六〇%減り、死亡率も四〇%以上減少していったのです。しかし、戦争が終わって、デンマーク人の食生活が元にもどると、再び死亡率は大戦前のレベルに戻ってしまったのです。

この事実は「戦時中の食糧制限がコペンハーゲンの死亡率に及ぼした影響」というアメリカ医学協会誌(一九二〇年)にレポートされています。

第二ステップはエネルギー革命と原子転換工業

第二のステップには、二つの決め手があります。

食を変えることによって、確かに環境汚染は減るわけですが、六〇％減っただけでは、まだ環境は浄化されません。車が相変わらず排気ガスを撒き散らしています。工場からは大量の廃煙や廃液が発生しています。

ということは、環境汚染をなくすには、現在の産業形態を変えなければいけないということです。現代の産業、工業方式というものは、石油にしろ、原子力発電にしろ、エネルギーを使う限りは環境を汚染していかなければ発展を維持できないようなシステムになっているのです。

このシステムをどうやって変えるのかについては、新たな産業革命が必要になります。その一つがエネルギー問題です。エネルギーというものをどのようにして確保するか。それが一つの決め手になります。

現在、自然のエネルギーには風や水、太陽光線、海の水、潮の干満などいろんなものがあります。その中で、一番大きくて、しかもふんだんにあるエネルギーは、地球が太陽の周りを公転しながら受けている宇宙からのエネルギー、波動であり、同時に地球は自転していきますから、地球から拡散していくところの大地からのエネルギー。この二つが一番大きいエネルギーなのです。

それは宇宙エネルギーと地球エネルギーといってもいいと思いますが、その大きな力の間に発生するのが、風であったり、海の干満であったり、水の流れだったりするわけです。

この宇宙エネルギーと地球エネルギーとを捕捉することができれば、現在のエネルギー問題と同時に環境問題もまた解決できるのです。

実は私たちにも宇宙からのエネルギーがどんどん入ってきています。また、大地からもどんどんエネルギーが入ってきています。だからこそ、私たちは生きているのです。植物にしても、宇宙からのエネルギーとともに大地のエネルギーを、根あるいは葉から吸収しながら成長しています。それを私たちは自然に捕まえているのですが、いかにそれを物理的、人工的に捕まえるかが課題になります。

そのもっともわかりやすい例は、電気のプラスマイナスです。フランクリンの雷の実験で明らかなように、雲がありますと、そこにプラスの電気が溜まります。一方、大地にマイナスの電気があると、その間をプラスマイナスの電気が走る稲妻という現象が起きます。

この天と地のエネルギーを利用することを、意識的に行っていたのが、実は古代の人間だったのであり、それがピラミッドなのです。

ピラミッドというとエジプトだけのように思われていますが、日本でも多くのピラミッドが見つかっています。このピラミッドというのは、大地からくるところのエネルギーと、天から入ってくるところのエネルギーを集中させることで、非常に高いチャージを起こすための装置なのです。

ですから、ピラミッドをつくることによって、自然に天地のエネルギーが流れていって、付近の農作物などを効果的に成長させていきました。そのために、東西南北や角度を考えてつくってあるのです。

日本ではピラミッドといっても、いまはただの三角の山のようになっていますが、一万二千年から一万三千年以前にはたくさんのピラミッドがつくられていたのです。あるいは、ピラミッドではなくても、もっと簡単に石を積んだり、並べたりして天のエネルギーを受けて、地のエネルギーと一緒にチャージする形のものも少なくありません。

古代の遺跡が発掘され、研究が進むに従って、例えばピラミッドにしても日本だけではなしに全世界で同じようなものがつくられていたことがわかってきています。ということは、縄文期以前の時代には全世界は一つだったと思われます。

そうしたヒントの一つは、日本語と同じ発声をして、しかも同じ意味の単語が世界の至るところに残っていることです。ペルーなど南アメリカの山の中には、インカの人々がまだ残っていますが、その人たちの話す言葉の二〇〇から三〇〇の単語は発音も意味も日本語とまったく同じなのです。

例えば、ペルーとボリビアの国境にあるチチカカ湖のチチは父親であり、カカというのは母親を意味します。そして、チチカカ湖は父と母が交わって誕生した伝説の湖というわけです。

あるいは、私たちがサマーキャンプをしたことがあるペンシルバニアにある地名は、ポコノといいます。見ればわかるのですが、ポコポコという凸凹がある野原というわけです。そこには大きい林もあって、紅葉が非常にきれいなところがあるのですが、そこはアキバと呼ばれています。秋になると葉っぱが色づくところから秋葉。みんなアメリカ・インディアンの言葉です。

そういう言葉が、いっぱいあるのです。アメリカン・インディアンだけでなく、中央アメリカの人たちや南米の人たちの間でも、古代日本語と同じ言葉が使われています。同じようにアフリカの部族も、あちこちで使っています。

同時にいまはあとかたもなく潰れたり、山になっていたりしますが、ピラミッドがあちこちにあります。あるいは石による列石などが、あちこちにあります。

古代人はこれらを有効に使っていたのです。問題は、天地のエネルギーをどう利用したらいいのか。その方法さえわかれば、無限のエネルギーを自由に発生させることができるわけです。

もう一つの産業革命を起こす決め手は、原子転換ということです。原子転換をやるということは、新しい物質をつくり出すということです。

鉄を例にとってみますと、鉄鉱石を掘り起こしてきて、それを精練して鉄をつくりあげる。それをまた鋳型にしたり、ステンレススチールにしたり、いろんなことに使ったのです。しかしその一方で、膨大なコストと膨大な時間をかけ、膨大な環境汚染というのを行ってきました。

もし、この鉄をまったく他の方法でつくることができ、しかもそれが環境汚染を伴わないものであるならば、こんなに素晴らしいことはないわけです。

つまり、軽い元素の中から陰陽の対抗性のものを見つけだして、それを核融合させるのです。軽い元素は八つありますが、その中で炭素は六番目の元素で原子量（重さ）が一二。酸素が八番目で一六。炭素というのは黒い色をしています。自然の温度の状態では、粉末か固形化しています。酸素は気体化しています。この二つは非常に対抗性があります。男性と女性のように引き合っていますから、一酸化炭素とか炭酸ガスなどの化合物が自然界にもいっぱいあるのです。

原子転換というのは、化合ではなしに、核融合させようというものです。それには、どうするかというと、カーボンの炭素の粉なら粉をプラズマの状態にするのです。そこには電子が活発に飛び交っています。要するに、プラズマの状態にすると、空気中の酸素とお互いに引き合って核融合を起こすのです。そうすると、六番目の炭素と八番目の酸素が一四番目、原子量にして二八のシリコン（ケイ素）を生じるというわけです。

あるいはまた、二分子の炭素と二分子の酸素とを結合させると、二八番目の元素で、原子量が五六のニッケルや、その近辺の鉄やコバルトといった磁性を持った元素が組み合わさった銑鉄ができます。原子転換では、ここからコバルトとニッケルはすぐに消えるか、少量だけ残るだけで、鉄だけが多くできるのです。これをさらに七分子ずつやると、プラチナができてきます。

炭素から鉄を生じる原子転換は、ごく簡単な方法で実験することができます。例えば、電極につないだグラファイト（石墨）の上に炭素の粉末を敷き詰めて、もう一方の極をつないだ炭素棒を近づけると、電流が流れて、スパークを起こします。炭素棒を動かしながら、五分ほどやってから、磁石を当ててみます。

そうすると、少なくとも二～三％、多いときには五～六％の炭素が鉄に変わっています。これは『原子転換というヒント』という本の中に書いてありますが、炭素から鉄への原子転換実験キットが売られているぐらいで、誰でも簡単に実験することができます。

私どもでは資金的に大規模な実験装置はできませんが、私の助手をしている女性核物理学者が、私の指導のもとに、家の地下室で一生懸命実験しています。いろんな実験方法を試してみて、常温で、ある場合には二％、ある場合には六％、ある場合には一二％、ある場合には三〇％、ある場合にはなんと六〇％、炭素が鉄に換わってしまうという結果が出ています。

原子転換に関する実験は、三〇年ほど前に桜沢先生が行ったことがあった他、私が実験したデータも公表していたため、そのデータに基づいてテキサス工科大学の研究者が大学でも実験しています。その際、私のほうに指導を求めてきたので、いろいろアドバイスして、実際に炭素が鉄に転換していることが確かめられています。その発表データを、さらにインドの工科大学が追試して、やはり鉄が出てきています。

現在、私のほうで見つけようとしているのは、その大量生産方式なのですが、大量生産方式が見つかったならば、どういうことになるのでしょうか。

もう、鉄鉱石がいらなくなってしまうということです。鉄鉱石とはちがって、酸素と炭素は無限にあります。そこからで鉄ができてくれば、鉄鉱石で鉄骨をこしらえたり、刃物をつくったり、ステンレスにしたり、いろんなことをやっている、そのコストの仕組みが根本から変わってしまうのです。

さらに、実験をやっているうちにいろいろとわかってきたのですが、出てきたものを分析してみますと、鉄だけではなしにニッケルやコバルトなど様々な金属が出てきます。金やプラチナも微粒であれば、できています。温度の具合や電気の関係などによって、そういうものを大量に出すという方法も必ず生まれてくるはずです。

あるいは、単に炭素と酸素だけではなしに、窒素か水素といったものを水中で実験したりする、そういうことも可能になってきました。そうすると、さらにいろんな元素が出現する可能性があるわけです。

原子転換といえば、従来はサイクロトロンという加速器を使って、高温でものすごいスピードで中性子を飛ばして原子核に衝突させることによって、原子転換を起こすというやり方が一般的ですが、そうではなく、常温、あるいはむしろ低い温度で、しかも簡単な操作で元素ができてくれば、いわゆる原子転換工業というのが起こってくるのです。

このエネルギーの問題と原子転換が工業化されれば、新たな産業革命が起こります。これはジェームス・ワットが蒸気機関を完成させたことから、エンジンというものができて、第一次産業革命が起こった、それに百倍勝るところの大産業革命です。それは、人類が無限にエネルギーを、宇宙エネルギー、地球エネルギーというものを使うことができる。人類が無限に物質をつくりだすことができる仕組みです。そして、経済体制はもちろん、世の中の仕組みのことごとくが変わり、地球の文明そのものが転換を余儀なくされるわけです。

エネルギー革命と原子転換工業については、ここ数年のうちに、その糸口が見つかると思います。新しい産業革命が起こる、そんな時代がもう目の前に来ているのです。

第三ステップは世界連邦政府づくり

全世界の食べ物が良くなってきて、病気や犯罪が減ってきて、さらに産業革命が起こり始めると、第三のステップとして起こってくるのが、世界連邦政府という組織をつくろうという動きです。日本という国やアメリカなどの国境が、だんだん撤廃されていく。あるいは、それぞれが州のようになっていきます。

原子転換工業が起こってくると、エクアドルであれ、ヒマラヤの山であれ、日本であれ、アメリカであれ、どこにいてもいろんなものが手に入るわけです。あるいは、宇宙や地球からエネルギーをとってくることができれば、地球のどこにいても無制限に手に入れることができるようになります。

そうすると、中近東の石油を得るために戦争したり、原子力のウラニウムなどを手に入れるためにケンカをするという、そんなこともなくなります。全世界が経済的にも一つにならざるをえないのです。

もちろんインターネットやコンピューターなどの通信、航空機の発達などによって、実質的にも世界は急速に一つになってきています。しかし、文字通り、一つにならなければならない時が来ているのです。

すでに述べたように、第一次世界大戦後のアメリカでは、毎年のようにアメリカ外交の最終目標は世界連邦政府を実現することであるという決議が行われてきています。また、第一次大戦が終わったときにも、アインシュタインをはじめとして、ガンジーやネールその他、多くの著名人が、みんな世界連邦政府をつくろうとしました。

結局、それが世界連合というものになったわけですが、この世界連合の憲章に手を加えて、世界連邦に変えようという動きが知識層を中心に活発になっていましたが、そのうちに冷戦が始まって、世界連邦の動きも下火になって、やがてガンジーが死に、ネールが死に、アインシュタインが死ぬという具合に、中心になっていた人たちが次々と死んでいきました。

いまも、確かに世界連邦運動自体は続けられていますし、日本にもあるのですが、ほとんど有名無実というのが実状ではないでしょうか。

というのは、その前提となる食物の問題が全世界的レベルで改革されていないからであり、その裏付けとなる産業形態、経済形態ができあがっていないからなのです。結局、第一の食物、第二のエネルギー・産業革命が起これば、自ずから世界連邦政府への道が開けていくはずなのです。

なぜ、世界連邦政府というのが必要であるといわれながら、それがすぐに実現できないのでしょうか。

それは、仮に世界連邦政府の議会をこしらえたとします。国家代表によるところの上院(参議院)は、国際連合に各国の代表者が集まっていますから、国際連合がそのまま移動してもいいと思います。下院(衆議院)のほうは人民の中から選挙で選ばれてきた代表によって構成されることになります。

その二つの議会があって、そこで討議なり選挙をして、世界の代表・大統領が生まれ、政府がつくられていくことになります。ところが、この議会が国家代表の議会にしろ人民代表の議会にしろ、絶対多数を取るのは、実は黒人と黄色人種であり、白人は絶対に少数派でしかないのです。

ですから、もしも民主主義というものを標榜し、多数決原理に基づいて、いま世界連邦政府というものをつくるならば、あらゆる面で白人の力が急落してしまうのです。だからこそ「世界連邦が必要だ」という思いがありながらも、それを強力には推進できないのです。

そこで、必要だということはわかっていながら、彼らは表立ってはいわないのです。そうした動きが実際のテーマになる前に、要するに石油や原子力その他を、なるべく自分たちの支配下に集中しておきたいわけです。

その背景にあるのは、国のメンツであり、国家のエゴなのです。そして、それを支えているのが、個人のエゴなのです。なぜ、世界連邦が実現できないのか、その根本原因を取り除くためには、人類の資質、人間性そのものを高めていかなければなりません。

それは、現代人という悪魔を本来の人間の心を持った天使に変えていくことです。そのためには、もともと天使が悪魔に堕落した原因を取り除かなければなりません。それは吊り上がった眉毛や眉間の縦じわ、三白眼、尖った耳、大きな口、禿げた頭などの原因である動物性食品や乳製品、砂糖、水分、アルコールなどの過剰摂取を改めることであり、天使の食べ物、要するにバランスのとれた伝統的な食生活に変えていく以外には方法がないのです（マクロビオティック的な顔の診断法については第七章で解説）。

そうした食物をとっていれば、徐々に白人も黒人も黄色い人も青い人も緑の人もピンクの人も、お互い兄弟姉妹だという感覚が育ってくるのです。その天使の食べる食物とは、日本の伝統的な食事が基本です。それをこれまで全世界に広める運動を展開してきたのが、私どものマクロビオティックの仲間でした。その結果、いまやヨーロッパやアメリカだけではなく、あらゆる国々で何百万もの人たちの手によってマクロビオティックの運動が展開されているのです。

今こそ、霊体を育み、心を浄化する食生活を

エネルギー・産業革命が起これば、エネルギーや様々なものを物質的に独占するなどということが、不必要になるばかりか、無意味になってきます。

そのときに、必然的に私たち人類は物質的な欲望を離れ、精神的・霊的な価値に目覚めていくようになります。それが第四のステップなのです。

そこでは、どこの国であれ、グループであれ、個人であれ、人間を物質的に評価したり、あるいは人間の世界を物質的に定義したり、規定しようとすること自体がナンセンスになってきます。これまでのような物質の価値が最高であり、それをたくさん集めるのが一番いいことなんだというものの考え方が根底から崩れていき、人間というものの霊性を追求し始めるのです。

というのも、人間というものは、誤解されていますが、もともと霊的な存在なのです。霊的という意味は、波動によって成り立っている、波動体あるいは心といっても構いません。あるいは想、想体。

心というのは、どこにあるのでしょうか。

みんな当たり前のように「心」という言葉を使っています。宗教でもよく「心を素直に」とか「心を正しく」といいます。しかし、どこに心があるのでしょうか。みんなもっともな顔をして聞いていますが、心がどこにあるかわかりません。ですから「心を素直に」といわれても、さっぱり心が良くならないのです。お説教するほうも、心がどこにあるかわからないから、漠然と抽象的に使っているわけです。

同様に、今日では人間とは霊的な存在ではなく、肉体だと思っている人がたくさんいます。近代医学にしても、栄養学にしても、みんな肉体として扱ってきたわけです。

従って、食物もまた肉体を養い、育てるものという考え方でしかなかったのです。本当は食物は霊を養うものなのです。霊に波動を与えて、想というもの、心というものをつくっていくのだということを忘れて、体を養うものだと思っているのです。そのために、蛋白質をとらなければいけない、一日〇〇カロリーとらなければいけないという、近代栄養学の理論ができているわけです。

そこには、心とか精神とか魂というものの考え方が、欠落しているのです。対照的に、禅宗の精進料理とか、あるいは神道の穀物を中心にした食というものには、人間は霊的なものである、心であるという考え方が伝統的に踏襲されています。

例えば、一汁一菜の永平寺の食事というのは、肉体を中心にして考えるならば、ナンセンス以外の何物でもなく、栄養学的にも大間違いなわけです。どこに動物性蛋白質があるのか、どこにビタミン類があるのかという、まさに栄養失調を促進するような食事なのです。

ところが、人間というものの本質は霊である。食物とは肉体ではなく、霊を育てるものであると考えれば、ああいう精進料理や宗教的な食事には重要な意味があることがわかってきます。そして、実際そうした食事をとっている僧侶たちはみな、一般人以上の健康を誇り、長生きをし天寿を全うしているのです。

その事実は、人間が肉体であるという考え方からは理解できないのではないでしょうか。

「人間とは何か」そう考えたとき、人間とは肉体ではありません。肉体は形として現れているだけで、もともと人間というものの本質は霊とか心、要するに波動なのです。

この地球には宇宙からの波動がやってきます。逆に、大地からの波動は地球の外へ拡散していっています。その天の力と地の力によって、森羅万象、地球上のあらゆる現象は成り立っています。

それは私たち人間も例外ではありません。

人間の場合、天のエネルギーは頭頂部のつむじから入り、地のエネルギーは下腹部の生殖器から入ってきます。この二つのエネルギーは体の最深部を垂直に走る経絡の中を流れて、両者がぶつかり合い渦を巻くところ、すなわち頭頂部、中脳（額）、咽喉（のど）、心臓（胸）、胃（みぞおち）、腸（丹田）、生殖器の七カ所にチャクラと呼ばれる充電部をつくります。

この渦巻きのことを想といいます。平和なことを考えているとき、脳のところにある想いのチャクラは平和な渦を巻いていています。戦争のことを考えると、荒々しい波動の渦に変わります。そして、言葉を発したり、何かを表現したいと思うと、のどのところにある表現のチャクラが動きます。

頭の中で「あの人は素晴らしい人だ」とか「あの花はきれいだ」とか「詩や歌をつくりたいな」と思うと、胸のところにある感情、情感のチャクラが動きます。

あるいは、勉強のことを考えたり、図書館に行って本を読みたいとか、理論的なことを考えると、みぞおちのところにある知性のチャクラが動きます。

社会的なことを考えたり、人間関係や人づきあいなどを考えたり、社会的な行動をしようとすると、丹田のところにある社会のチャクラが動きます。

特定の異性と一緒になりたいと考えると、下腹部にあるセックスのチャクラが動きます。

こうした想いが分化していく過程は、そのまま人間の成長の過程を表しています。

私たちは赤ん坊として生まれてきたときには、何も表現できませんが、そのうち目が開くようになってくると、表現しようとします。そのとき、表現のチャクラが動き始めます。その後二歳～四歳になってくると、悲しいとか嬉しいとか、感情のチャクラが動き始めます。さらに六歳から九歳、一〇歳になってくると、今度は勉強したり、考えたりする知性のチャクラがどんどん発達し始めます。ティーンエイジャーになってくると、家族との関係、クラスメイトとの関係、先生との関係、隣近所との関係など、社会のチャクラが発達します。そして、もう少したつと、セックスへの関心が出てくるわけです。

そのように、心の想い、心の気というものは上から下に成長していきます。人間というものは、頭がもとで下に成長するのです。つまり、心の木は下に向かって伸びていくわけです。

ですから、人間の赤ん坊は生まれたとき、頭が大きくて、体や手足が小さいのです。成長するにつれて、頭もむろん大きくなりますが、それ以上に体や手足が大きくなります。人間というのは、頭から下へ伸びていくのです。

人間が頭から下へ成長するということは、表現が成長し、情感が成長し、知性が成長し、社会性が成長し、セックスが成長し、さらにそれらが充実していくということなのです。人間の成長というのは、肉体の成長ではありません。人間の本質は心、想いの意識であり、人間の成長とは心というものの成長なのです。

その意味では、チャクラは意識のセンターであり、それぞれの想いは波動となって、私たちの体の中を流れていきます。その流れの筋道、脈のことを経絡《けいらく》といいます。経絡には宇宙あるいは大地からやってくる陽性・陰性のエネルギーが想いの波動となって流れるのです。

私たちの体には一二の経絡（厳密には一四）があって、そのそれぞれが肺や肝臓、腸などの器官につながり、それらを養っています。肺経を例にとると、肺の経絡はみぞおちのチャクラから発して、親指で終わります。その手前で分化して、人差し指にきて始まる大腸経は丹田のチャクラにつながるというように、経絡はチャクラから始まってチャクラに帰ってきます。

ということは、肺にしろ肝臓にしろ、それぞれの器官は、実は想いというものを持っているのです。大腸系は社会性のチャクラにつながっていますから、この人差し指というのは社会性を意味します。ですから、私たちは知らず知らずのうちに、この指で人を指差したり、呼んだり、イエス・ノーの意思表示を行ったりするわけです。

その経絡は次々と枝分かれし、さらに枝葉に分かれ、どんどん分流していって、最後に各細胞にまで至ります。ですから、私たちが同じイメージを持てば、何百万という細胞の群れが一瞬にして同じイメージを持つのです。それはちょうど、テレビ局から電波を送ると、一瞬にして同じ映像が各家庭のテレビに流れるの同じです。

細胞には天地のエネルギーと想いの波動が流れてきていますが、波動もチャクラも経絡も目には見えません。何兆という細胞も、肉体的に形になった部分しか見えません。その見えない部分を霊体というのですが、見えない心の流れ、それが人間の本質なのです。霊体とは、想いでできている体であり、意識の集合体であり、実は全細胞が心そのものなのです。

ですから、私たちの想いが一瞬にして全身に流れていくのです。重い波動は肉体の現象、動きになって発散され、軽い波動は逆流して、チャクラを動かし、脳を動かします。ステーキを食べたり、アルコールを飲んだり、アイスクリームを食べたりすると、それぞれ考え方がちがってきます。それは食物の持つ波動が、霊体に影響を及ぼすからなのです。

要するに、動物性のものをとったり、非常に刺激性のあるものをとると、必ず霊性というものは乱れます。そこで、昔からお寺であれば「葷酒《くんしゅ》山門に入るを許さず」とあり、ニラやニンニクの類、お酒や肉を持ち込んではいけないという原則があったわけです。

そのように昔は、食物は霊を養うものという考え方があったのですが、現代の栄養学では、その目に見えない部分をすべて無視してきたのです。それは人間を肉体＝物質だと考えて、霊＝精神だとは思っていないからなのです。

人間を肉体ではなく、霊体と考えるならば、私たちがとるべきものは、霊体を育み、想いを高め、心を浄化し平和に至るような、宇宙的な考え方ができるための食べ物でなければなりません。それが穀物や野菜、味噌汁であり、逆に油や動物性のもの、砂糖、刺激性のものをなるべく控えたものということになるのです。

そうした食物によって、人間というものが霊的に高くなってくると、それに従って行動もまたちがってきます。ものの考え方も変わってきます。そして最後には、宇宙的な考え方になり、自分と宇宙とが一つであるという考え方が自然に身についてくるのです。それが、心の成長であり、次の波動の世界に生まれるということなのです。

第四のステップは霊性を高めること。第五のステップは宇宙の秩序をつかむこと

私たち人類は、何十億年という歳月をかけて、生命の旅を続け、現在、この地球に現れてきました。地球上に初めて生命が生まれたとき、生物学的な進化は水の中で行われてきました。生物は水の中で単細胞から徐々に進化し、地球に陸地ができるにつれて、空気の世界に移動。両性類、鳥類、爬虫類、哺乳類へと進化していったのです。

地球上の動物界で最後に現れた人類は、万物の霊長とされ、それ以前に現れたほとんどの動物種の資質をとり入れています。私たちは生まれてくるに当たって、その進化の過程を母親の胎内でたどりなおします。胎児は母親の羊水の中で約二八億年の進化を二八〇日で繰り返し、その水の世界で、やがて生まれ出る空気の世界で生きていくために、呼吸器や消化器や脳をつくったりして、その準備が整うと「オギャー」と生まれてくるわけです。

そして、この空気の世界で次の世界に生まれ変わるための心というものを成長させていくのです。その過程では失敗しても構いません。いろんな失敗を重ね、様々な経験を積んで、自分の想いや経験、心がどんどん高くなっていけばいいのです。そしてどんどん浄化していって、この空気の世界から次の世界に生まれていくのです。

そのときに、天地のエネルギーをいろんな食物からとっても、まだ波動化されないものが残っています。それを肉体というのです。私たちは死に当たって、この肉体を大地に帰して、自分自身の心、想、霊体というものを次の波動の世界にまで運ぶのです。その世界を宗教界では霊界といっています。そして、想として心として、生存を続けているわけです。さらにそれが高まって、終極的には無限といったものに帰っていくのです。そういう命の旅が、私たちの中で行われるのです。

そういう霊的な人間になる、それが第四のステップなのです。

第一に食物を変え、農業を変える。第二に産業革命を起こす。第三に世界連邦政府といったものをつくる。そして、第四に起こってくるのは、人間が霊的なものであることを自覚して霊性を高めようという動きというわけです。

私たち人類は、ホモ・サピエンスといわれます。しかし、知的人類といわれる人類の今日までの歩みは、実はもういろんなところで破綻してしまった失敗の歴史なのです。そのことを知る私たちは、知的人類ではなく、知的人類からさらに霊的人類に進化しなければならないのです。

そして、第五のステップは、宇宙に永遠に転換し、展開していくところの秩序といったものをハッキリと摑むことです。それは、宇宙と自分とは一つである。神と自分とは一つである。環境と自分とは一つである。同時に、自分と人とは一つであるということを理解することです。

自分も人も同じ起源を持っていて、同じ行く末を持っている。無限の宇宙からきて、無限の宇宙に帰っていく。そして、たまゆらに人間として仮に存在しているにすぎないことが少しずつわかってきます。この地球上で、お互いに分かれて住んでいるため、自分と宇宙、環境、人とはちがうと思っているのですが、宇宙の秩序を理解することができれば、敵も味方も、男も女も、国のちがいもなく、すべては一つであることがわかってくるのです。

同時に、それはお互いが働くためにではなく、ともに楽しく、遊ぶためにこの地球に生まれてきたことを知ることでもあります。鳥や魚を見ても、みんな働いてはいません。失業保険もサラリーもないのです。悩みもなく、毎日楽しそうに生きているだけです。

ところが、人間というのは働いて働いて一生懸命、努力しています。それは本質的にまちがっているのです。ともかく、楽しむということ、遊ぶということ。桜沢如一は「遊ばざるもの食うべからず」を信条としていましたが、この地球の上で、霊的な人間としてお互い兄弟姉妹、もう敵も味方もなく、みんなが一緒に楽しく遊んでいく。好きなことをやっていくということなのです。それがマクロビオティックの目指す究極の世界なのです。

そういう時代が食物を通じ、産業革命を通じ、そして環境などを整理することによってやってくるのです。いまはその新しい世界が扉を開く、少しずつ開かれつつある過程にあるのです。

次の世紀が進むにつれて、新しい世界が加速度的に開かれてきて、いわゆる地球の文明が精神文明の方向に大きく変換していきます。その進展とともに、今度は太陽系文明といったものが開かれていきます。月や火星が、身近なものになり、水を火星につくったりすることも、どんどん可能になってきます。そして、太陽系文明といったものをつくり上げていくのです。

その世界をともに夢見て、精神文明、さらには太陽系文明の方向に進みたいものです。

第五章　現代に蘇る陰陽の哲学

桜沢が唱えた「宇宙の秩序」七原則と「無限宇宙」十二の変化の法則

マクロビオティックの究極の目的である心の平和、本来の人間としての在り方と生き方を実現するために、あるいはその前提となる病気と食物との関係について理解するためには、全宇宙の根本原理であるところの陰陽の原理を知る必要があります。というのも、マクロビオティックの最大の特徴は病気や食物ばかりでなく、宇宙のすべて森羅万象をマクロの目、つまり大きな視野から見ることにあるからです。

マクロビオティックの原理である「陰陽」とは何でしょうか。

私たちは、ごく普通に人の性質を表現するのに「あの人は陰気だ」「陽気だ」という形で陰陽を使い分けています。人の性質ばかりでなく、あらゆる人間関係、食物、自然、あるいは科学の世界にも陰陽の法則が貫かれていることを、何となく感じていると思います。

しかし、陰陽の原理は、こうした世俗的な価値判断と同列に論じられているために、極めてわかりにくいものになりました。改めて「陰とは何か?」「陽とは何か?」と聞かれてはっきり答えられる人はそう多くはないと思います。

例えば「陰気」という性質は、英語では薄暗がりを表すｇｌｏｏｍｙという単語を使います。

「陽気」は機嫌がいい、元気なということを表すcheerfulという言葉を使うように、英語には陰陽そのものを表現する単語はありません。

和英辞典を引いてみればわかるように「陰陽」は、positive and negative（正・負）とか、male and female principles（男性・女性）あるいはcosmic dual forces（宇宙に働く二つの力）としか説明されていません。桜沢はその曖昧な陰陽の理論を『易経』や老子の『道徳経』などをもとに整理。相対立する力が互いを補い合い、統合に至るとする「無双原理」として世に広めていったのです。

宇宙のすべてのものは、絶え間なく変化しています。昼から夜へ、活動から休息へ、若者から老人へ、生から死へ、そして死から再生へと、私たちは日々止むことのない動きの中にいます。

私たちの人生と大自然を支配する、この変化の法則を理解することは、体や心に調和をもたらすための大きな力となります。その好例が、男性と女性の関係であり、両者は多くの点で正反対の特質を持っている反面、存在し続けるためにはお互いになくてはならない存在でもあります。その男女は一緒になることで、自分には欠けている他方の性質を獲得するのです。

『旧約聖書』の創世記に「始めに神は天と地を創りたもう」とあるのは、唯一の無限が陰と陽とに分極したことを表しています。そして、創世記にはその後、振動（光と闇）から素粒子（地球の向こうの蒼穹《そうきゅう》、電離界）、元素（乾いた陸と水）、植物（草、その他の種をつくる草木）、動物（水中、陸上、空中の生物）、そして最後に男と女の人間に至る転化の過程が描かれています。このすべての創造に七日かかったということは、変化する宇宙の発展段階を示しているのです。一なる無限は陰と陽とに分化し、その止むことのない動きの中からスパイラル（渦巻き）運動が起こり、振動によるエネルギーの活動の中から森羅万象が生みだされてきました。私たち人間もその一つであり、生物の進化における最後の到達点でもあるのです。そしてまた、一つの無限にもどっていくというサイクルが繰り返されていくのです。

この宇宙そして私たちが住む地球には、どのような原理が働いているのでしょうか。「宇宙の秩序」とは、どのようなものなのでしょうか。

それは普通、生きている神あるいは宇宙の法則の別名でもあるのですが、神という名を使うと宗教的で誤解されやすく、また無限という言葉を使うと理解するのが難しくなります。一なる無限、無限なる神とは、唯一の全体であり、あらゆるもの、あらゆる生物、現象を包括した果てしない宇宙そのものなのです。

その原理を明らかにしたのが桜沢であり、彼はそれを「宇宙の秩序」と「変化の法則」として表しました。これらが互いに補いあって、宇宙の無限の変化をつくっていくわけです。

「宇宙の秩序」七つの原則

(1)すべてのものは、唯一なる無限から分化した。
(2)すべてのものは変化する。
(3)対立するすべてのものは、相補的である。
(4)同一のものは何一つない。
(5)表があれば、必ず裏がある。
(6)表が大きければ、裏も大きい。
(7)始めあるものには、終わりがある。

「無限宇宙」一二の変化の法則

(1)一なる無限は、永遠に変化する相補的、対立的な性質の「陰」と「陽」として現れる。
(2)陰陽は、一なる無限である宇宙の永遠の運動の中から絶えず現れる。
(3)陰は遠心的であり、陽は求心的である。陰と陽が互いに作用してエネルギーと森羅万象をつくりだす。
(4)陰は陽を引きつけ、陽は陰を引きつける。
(5)陰は陰をはねつけ、陽は陽をはねつける。

(6)種々異なった割合で融合した陰陽は、それぞれ異なった現象をつくりだす。現象の中での引きつけ（牽引）とはねつけ（排斥）の作用は、陰陽の力の差に比例する。

(7)すべての現象は無常であり、陰陽の力の構成はいつも変化している。陰は陽に、陽は陰に転ずる。

(8)絶対的陰、あるいは絶対的陽であるものは、何一つない。すべてのものは程度の差こそあれ両性を合わせ持っている。

(9)完全に中性のものは何一つない。どんなものでも陰か陽のどちらかが勝っている。

(10)大陰は小陰を引きつけ、大陽は小陽を引きつける。

(11)極陰は陽を生みだし、極陽は陰を生みだす。

(12)すべてのものの中心部は陽であり、表面は陰である。

以上の原理および法則からわかるように、陰陽は決して対立の現象を意味するものではなく特定の事物の代名詞でもありません。そして、すべてのものは、この秩序のもとに存在し、あらゆる現象はこの法則に従って変転していきます。私たちは直観的にあるいは常識として、この原理や法則を知っているだけではなく、実際にも経験してきているのです。

様々な事物や現象を貫く陰陽の原理——相対性理論にもDNAにも

中国や日本では、古くからあらゆるものごとを陰陽というモノサシ、考え方で判断する方法が世の中全般に行き渡っています。それが易学の原理であり、歴史的には陰陽道《おんみょう》という形で発達してきたことはよく知られている通りです。

古代中国で、この易学のもととなる原理を創案した伝説の人・伏羲《ふぎ》は、あらゆる事象とその変化の法則を八つの卦によって説明。一なる無限を「太極」という言葉で表現しました。この太極は太陰と太陽に分極し、この陰陽二極がそれぞれ二つに分化。それぞれがさらに二つに分化することによって、八卦になるというものです。

伏羲の教えは古代中国の多くの思想家によって、さらに深められ、後に生まれる易経の六四卦の基本となりました。孔子と老子は、易経にこの変化の法則を学び、陰陽の原理をその教えの根本においています。

老子の『道徳経』には、一なる無限＝永遠の創造のプロセスが次のように示されています。

道は一を作り
一は二を

二は三を
三はすべてのものを作る
すべてのものはまわりに陰を
なかに陽を抱いており
この二つの生命力の力動的な平衡によって
力みなぎる調和を作りだす

あるいは、陰陽道の原理である陰陽五行説では一切の万物は木・火・土・金・水という五つの元素によって成り立っているとして、木から火を、火から土を、土から金を、金から水を、水から木を生じることを相生《そうしょう》といい、木は土に、土は水に、水は火に、火は金に、金は木に剋つことを相剋といいます。

万物は陰陽二つの気によって生じるとし、五行のうち木・火は陽に、金・水は陰に、そして土はその中間にあるとし、これらの消長によって天変地異、人生の禍福、人事の吉凶を説明することができるというものです。

この陰陽五行の考え方は、いまも気功や鍼灸などの中国医学の原点となっています。

東洋の哲学は、事物を固定化し物質を原子や分子といった単位に還元できると考える近代西洋科学の概念をはるかに越えています。桜沢は「陰陽は対立し、しかも相補的である……私の経験ではこういう言い方がすでに多くの西洋人には理解しがたいことなのです」と書いています。

　西洋合理主義の立場からすると、このような陰の性質と陽の性質が織りなすメカニズムは、目に見えないものだけになかなか理解しがたい面があるのかもしれません。しかし、陰陽の原理があらゆるものを動かしているという考え方こそが、行き詰まった現代の世界を打破する可能性があるものとして、いま蘇りつつあることは否定できない事実なのです。

　例えば、素粒子の世界では、原子の周りを飛び回っている電子にも陰電子と陽電子があるように、陰陽の原理は先端科学にも当てはまるばかりではなく、これまで以上に重要なものとなっています。

　事実、西洋でも陰陽理論のもとになる原理は、多くの聖者哲人によって説かれてきました。例えば、古代ギリシャの哲人エムペドクレスは、万物は地水火風の四元素の結合分離よりなり、宇宙は対立的かつ相補的な二つの力が永遠に作用する場だと考え、この力を愛と憎（闘争）と呼びました。そして、ヘラクレイトスは宇宙を貫く永遠の変化の法則をロゴス（理法）といい、あらゆる現象の対立かつ相補的な性質を説きました。

　ユダヤ教では対立相補性の原理は、六つの角のある「ダビデの星」によって表現されます。それは上向きの三角形と下向きの三角形の、調和のとれた交差です。

　陰陽の原理は近代の哲学や思想の中にも見出され、例えばヘーゲルはあらゆるものの弁証法的発展を「正（テーゼ）」と名づけた総合の段階から、スパイラル運動によって不総合の「反（アンチテーゼ）」の段階に発展し、さらにより高度の総合である「合（ジンテーゼ）」の三段階を経て展開すると説明しています。この弁証法理論は、後のマルクスやエンゲルスに多大な影響を与え、彼らの弁証法的唯物論の基礎となったことはよく知られているとおりです。

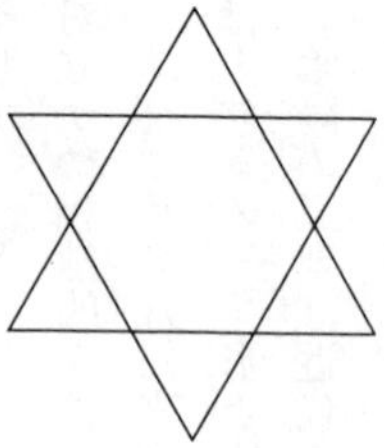

ダビデの星

二〇世紀においてもアインシュタインの相対性理論は、その名称からもわかるように陰陽の原理に基づいています。また、アーノルド・トインビーは歴史研究の基礎を陰陽の交互作用におき、それを挑戦と応戦として表現。大著『歴史の研究』で、その交互性を表現するには「陰陽」という言葉が適切であると述べています。

陰陽の原理は、まさに様々な分野における事物や現象を貫いています。電気や磁気の世界では、正（＋）と負（－）の間に流れが起こります。血液の赤血球と白血球、酸性とアルカリ性のバランスも陰陽で説明がつきます。人間の体の自律的な運動は、交感神経と副交感神経の対立相補関係によって営まれています。これらは陰神経、陽神経と呼んだほうが理解しやすいのではないでしょうか。ＤＮＡ（ディオキシリボ核酸）などの二重らせん構造は陰陽の鎖が並列し、互いにねじれ合っています。

この永遠普遍の原理は、桜沢とその協力者たちによって総合的に解釈されてきました。そして、桜沢はその生涯をかけて宇宙の原理、宇宙の秩序のほぼ全域を論じつくし、それを食生活をはじめ、人の生き方すべてに応用したのです。その応用は自然や社会の動きから、さらに生物学的、心理的メカニズムや精神世界へと進み、全人類の運命をさえ予測できるようになっています。

次元・方向、色、温度、重量、原子構造、元素、仕事、生物、私たちの臓器——全て陰陽に二別できる

陰陽はあらゆるものに関連しているので、総合的に理解する必要があります。マクロビオティックにおける陰は遠心的な力を表します。他方、陽とは求心的な力を意味します。陰と陽は、物理的な表現を使えば「遠心力」と「求心力」に相当します。

遠心力は拡散、分散、拡張、分裂、分解といった拡散する性質を意味し、静、止、冷、暗を生み出します。求心力は融合、集合、収縮、凝固、組織化などの凝集する性質を意味し、音、動、熱、光を生じさせます。

陰陽はもっとも根源的な力であり、あらゆる創造を通じて見出されるものです。桜沢が「陰陽を知り、そのバランスをとれる者には、この世界や人生は人間の入学しうる最上の自由学校になります。陰陽をまったく知らない者には、人生はこの世の地獄となるのです」と語っているのは、そのためなのです。

	陰	陽
基本的特性	遠心力	求心力
傾向	膨張	収縮
機能	拡散 分散 分離 分解	融合 同化 集合 編成
動き	不活発、緩慢	活発、敏速
振動	短波、高周波	長波、低周波
方向	上昇、垂直	下降、水平
位置	外部、周辺	内部、中心
重量	軽い	重い
温度	寒い	熱い
光度	暗い	明るい
湿度	湿潤	乾燥
密度	希薄	稠密
外形	大きい	小さい
形状	膨張性、もろい	収縮性、丈夫
形	長い	短い
感触	柔らかい	硬い
素粒子	電子	陽子
元素	窒素、酸素、燐、 カルシウムなど	水素、炭素、ナトリウム、 砒素、マグネシウムなど
環境	波動——空気——水——土*	
気候風土	寒冷な気候	熱帯性気候
生物特性	植物的	動物的
性別	女性	男性
器官構造	中空である 膨張性	中身がつまっている 凝縮性
神経	末梢、交感神経	中枢、副交感神経
態度、感性	穏やか、消極的、防御的	活発、積極的、攻撃的
仕事	心理的、精神的	肉体的、社会的
意識	普遍的	専門的
精神の働き	未来ととり組む	過去ととり組む
文化	精神的	物質的
次元	空間	時間

図5　陰陽一覧表

＊右のものほどより陽、左のものほどより陰ということ

	陰	陽
	遠心的	求心的
環境	寒い、より極地性 寒流地帯	暖かい、より熱帯性 暖流地域
湿度	湿度が高い	より乾燥
種	比較的古い種	比較的新しい種
大きさ	大きい、より膨れている	小さい、より凝縮している
活動	動きが遅い、より不活発	動きが速い、より活発
体温	低い	高い
感触	柔らかく、水分が多い、 油分が多い	硬い、乾燥している
肉の色	透明――白――茶――ピンク――赤――黒	
匂い	匂いがきつい	匂いが弱い
味	腐肉の味――酸っぱい――甘い――塩辛い――苦い	
化学成分	ナトリウム(Na)をはじめとする陽性元素が少ない	ナトリウムをはじめとする陽性元素が多い
栄養素	脂肪――蛋白質――ミネラル	
調理時間	短い	長い

図6　動物界の陰陽

	陰	陽
	遠心的	求心的
成育環境	暖かい、より熱帯性	寒い、より極地性
季節	春夏によく成長	秋冬によく成長
土壌	水分の多い堆積土の割合が高い	乾燥した火山土の割合が高い
成長方向	空に向かって垂直に成長 地下で水平方向に広がる	地下に向かって垂直に成長 地上で水平方向に広がる
成長速度	速い	遅い
大きさ	大きく、膨れている	小さく、凝縮している
高さ	高い	低い
感触	柔らかい	硬い
水分	多い	乾燥
色	紫――青――緑――黄――茶――だいだい――赤	
匂い	匂いがきつい	匂いが弱い
味	辛い――酸っぱい――甘い――塩辛い――苦い	
化学成分	カリウムをはじめ陰性元素が多い	カリウムをはじめ陰性元素が少ない
	ナトリウムをはじめ陽性元素が少ない	ナトリウムをはじめ陽性元素が多い
栄養素	脂肪――蛋白質――炭水化物――ミネラル	
調理時間	短い	長い

図7　植物界の陰陽

ここで、改めて陰陽のカテゴリーを整理すると、陰は拡散であり、陽は収縮ということになります。次元的には、陰は空間、陽は時間。内外でいえば、陰は外向き、陽は内向き。方向性では陰は上昇、陽は下降であり、色では紫・青・緑が陰で、黄・茶・橙・赤が陽。温度では寒いほど陰で、暑いほど陽。重量では軽いほど陰で、重いほど陽。自然の作用では、水は陰をもたらし、火は陽をもたらします。

原子構造では、電子とその周辺の素粒子は陰で、陽子（プロトン）など原子の中心にある粒子は陽になります。

元素では酸素、窒素、カリウム、リン、カルシウムなどは陰、水素、炭素、ナトリウム、砒素、マグネシウムなどは陽。物理構造では表面や周辺は陰、内部や中心は陽。振動では短波、高周波は陰、長波、低周波は陽となります。

仕事では心理的、精神的なものは陰であり、より肉体的、社会的なものほど陽になります。行動では優しく受動的、消極的なものは陰で、激しく能動的、積極的なものは陽ということになります。

生物界では植物が陰、動物が陽。植物の中では葉や枝が多く、丈が高く、汁が多く、熱帯原産のものは陰。根が深く、丈の低い、汁が少なく、寒冷地方のものほど陽になります。

性的には女性は陰、男性は陽。体の構造では柔らかく、広がった中空性のもの、胃や腸、膀胱などは陰であり、より硬く、中身の詰まったもの、肝臓や脾臓などは陽ということになります。神経系では末梢ほど陰で、中枢ほど陽、自律神経系では交感神経は陰、副交感神経は陽ということになります。

私たちの住む世界では太陽、昼間、熱、夏は陽性。反対に月、夜、冷たさ、冬は陰性というように、植物や食べ物、個々人を支配している二つの力はより陰性か、より陽性かに分類することができます。だからといって、すべてのものが相対的である以上、まったく陰性であるとか、まったく陽性であるといったものはあり得ません。

人間の体では、肺や心臓の、また消化中の胃や腸の拡張と収縮に、陰陽両方の性質を見ることができます。

大自然のすべてのものは、その全体も部分も、陰陽の原理によって成り立っています。陰陽の比率は調和しあいながら絶えず変化しているので、あらゆるものはやがてその反対のものに転化していきます。暑い夏は寒い冬に、昼は夜に、活動は休息に、若者は老人に、山は谷に、陸は海に、また愛は憎しみに、金持ちは貧乏に、文明は発展衰退し、生命は現れては消え、物質はエネルギーに、空間は時間に転化していきます。それはあらゆる現象を支配している永遠の法則なのです。

食物の陰陽を理解した食生活が健康をつくる

陰陽の原理と法則を食物に当てはめてみると、どうなるでしょうか。

味では甘いもの酸っぱいものは、より陰性で、塩辛いもの苦いものは、より陽性。季節の影響としては、暑い夏は陰性、寒い冬は陽性の影響を与えます。水っぽい、冷たい、いわゆる陰性の作物は、暑い、陽気な気候風土に育ちます。一方、身がしまった、固い陽性の作物は穏和な、より陰性の気候風土に育ちます。

地域の気候や条件に適応する私たちの能力に、食物が影響を与えていることを理解すれば、バランスということの重要性がよりはっきりしてくると思います。私たちはみなバランスを保つために、ある程度、自然の本能に従っています。

寒いときには暖房をつけ、暖かくなってくると、今度は冷たい飲み物が欲しくなります。夏にはあっさりした食事、あまり火の通っていないものが食べたくなり、冬にはこってりした食事、よく火の通った料理が食べたくなります。

赤身の肉、鶏肉、固いチーズ、卵は植物より陽性です。それらは、動物によって食べられた植物が凝縮したものだからです。

植物の世界においても、陰陽を分類することができます。例えば、北方の松は短く固い針をつけますが、南方の松は大きく長く、柔らかい針をつけます。根菜や種子類は葉や茎よりも、陽性ということになります。カボチャのように地表に実がなる野菜は木になる果物より陽性のため、しまっていて水っぽくありません。

一般に暖かな、あるいは暑い気候でよく育ち、また多くの水分を含む植物は陰性です。パパイヤ、マンゴー、アボガド、バナナなどのトロピカル・フルーツや柑橘類、またジャガイモ、トマト、ホウレンソウ、キュウリ、ナスなどの熱帯性の野菜は、寒い地方が原産の、より固い作物に比べて陰性です。

温帯性の果物、穀類、野菜、種子類、豆、ナッツのほうが、小さく、ゆっくり育ち、水分をあまり含まず、陽性ということになります。

同じ穀類の中でも、最も陽性であるソバは寒冷の気候や山地に耐え、逆に最も陰性のトウモロコシは暑い夏を好み、熱帯でよく育ちます。すべてにバランスのとれている玄米はその中間に位置します。

小豆のような比較的小さい豆は、インゲンや大豆よりも陽性。サケやサバ、マグロなどの活動的で大きくて強い赤身の魚は、ヒラメやカレイなど小さな白みの魚よりも陽性という具合に、すべての食物には陰陽の原理が働いているわけです。

この陰陽の性質を理解することによって、体や生活に、自然な調和と均衡をもたらす方法がわかってくるのです。

マクロビオティックの食事は、基本的に陰陽の中心近くに位置する食物によって成り立っています。それらは陰陽的見地から、栄養学的にも、温帯に住む成人にとってもっともバランスの良い食べ物なのです。

ですから、身体的に合わない食べ物、例えば肉や魚、チーズなど陽性のものをとると、その反対に砂糖や刺激の辛い香辛料、ハーブ、薬味やコーヒー、アルコール、アイスクリーム、トロピカル・フルーツなど陰性のものが無性に欲しくなります。そして、極端からもう一方の極端への揺れは、私たちの健康の基盤を崩し、病気を招くことになります。

あらゆる身体的、精神的アンバランスは、食物の選択や態度、ライフスタイルにおける、過度の陰性や過度の陽性、あるいは両者の組み合わせによって引き起こされてきます。

過度の陰性からくる症状の一例は、アルコールの飲みすぎによって、脳の細胞組織が拡張して起こる頭痛です。他方、過度の陽性からくる頭痛は、脳の細胞組織が収縮して、互いに圧迫しあい、痛みを引き起こすものです。この例は、一見同じような症状が、正反対の原因から生じる場合があるということを示しています。それは同時に、なぜ極陰性のアスピリンがある種の頭痛（陽性の原因によるもの）を和らげ、二日酔い（過度の陰性によるもの）の頭痛には効かないのかをも説明しています。

訓練されたマクロビオティックのカウンセラーは、多くの要因を検討して、相手の全体的な体調を見定め、その人にもっともよい食事を決めます。といっても、マクロビオティックの治療食自体は、標準食の全粒穀物、野菜、豆などを個々人の必要に応じて組み合わせたものであり、決して特殊なものではありません。

食物やライフスタイルにおける極端な陰陽のアンバランスは、身体だけでなく、その人の心にも深刻な影響を及ぼします。

現代科学の限界打破も陰陽原理で

陰陽の原理を知ることとは、現代の科学の限界を打破し、宇宙の真理に到達する手段を手に入れることでもあります。

現代の常識では科学ほど素晴らしいものはないと考えがちですが、本当にそうでしょうか。それがいかに虚しい思い込みでしかないかは、様々なところで見てとることができると思います。それは私たちが昔、学校の教科書で習った数多くの科学の常識が、あちこちでほころびを見せていることでもわかるはずです。

最近まで物質の最小単位はクォークだといわれていましたが、どうももっと小さい素粒子がありそうだということがわかってきています。しかも、クォークが最小単位といわれていた前には、原子こそが物質の最小単位だと教科書には書かれていたのです。

かつて、地球は平たいと信じられていた時代があったし、長らく天動説の時代が続いていたことに思いを馳せれば、結局、科学というものは「こうではなかろうか」という一つの仮説だといわざるをえないのです。

本来の科学の使命というものは、昔もいまも宇宙の秩序を見出し、生命の原理・法則を発見することにあるのですが、現在の科学はとてもそうした大きなテーマ、あるいは全体を扱うことなどできなくなっているのです。

それほど、科学は細かく分割されてしまったということなのです。その各々が分かれてしまって、お互いに理解することができないという不幸な状態にあるのです。

例えば、パンと水差しと花瓶の花とがあるとします。近代のものの考え方というのは、それらをすべて分けて考えて、研究するわけです。「パンは水差しとはちがう。パンと花とは別の物である」と。ですから、それらを別々の方法で研究し、それが栄養学であったり、生物学であったり、物理学であったりします。

さらに、同じ物理学や化学の中にあっても「陸と水というものは別物である。だから、別々に研究しよう」ということで、分けてしまう。生物学においても、その中の目と耳と心臓と腎臓は別個のものとして、さらに分割してしまう。そして、その一つ一つについて研究しようとなります。そうなると、さらにその先には細胞がある。原子とか元素というものがあるということで、まさに際限なく分割を繰り返していくことになるわけです。

命の世界も宇宙全体も本来、一体として動いていて、分割などできないものなのです。常に連続して動いているので、分割すれば死んでしまいます。現実ではなく、ただの概念でしかなくなってしまいます。ですから、科学がつくり上げる理論というのは、生きていない、死んだ理論なのです。

そしてまた、人間の営為を扱う学問も政治学、経済学、社会学といった具合に分かれています。宗教というものは、哲学とはちがうのだということで、分割されてしまう。そのために、それらがお互い同士、どのように関連し合っているのかを見失ってしまうのです。実は一つの大きな全体として変化して行っているということが、わからなくなっているのです。そこに驚異的な進歩を遂げたと信じられている現代の科学の落とし穴があるわけです。

それに対して、もう一度、科学本来の目的と力を取りもどしていくには、いままでとはちがった新しい科学というものが必要となってきます。現実に、現在の医学に対して不満な医師が多いように、現在の科学に不満を抱いている科学者が少なくありません。そんな彼らが、新しい地平を拓く新しい科学を探しているのです。そして、アプローチの仕方を変えていかなければならないと考えているのです。

アプローチの仕方を変えるということは、例えばパンと水差しと花瓶の花があるとき、これらを別物だと思わないということです。それらを同じものと見て、そこから共通のファクターを見つけだすのです。

そう考えたとき、何が共通でしょうか？　外観的には、いかにもちがって見えます。用途もちがいます。ですから、ちがうと思い込んでしまっているのですが、実際には同じものがいっぱいあるわけです。

まず、そこには水分があります。分析してみますと、分子や原子でできています。そして、全部腐ったり、割れたりして変化し、いつかは消滅していきます。

また、これらは全部エネルギーを持っています。それぞれの波動を持ち、固有の振動をしています。同時に物象として形になって現れたものです。現れる以前は目に見えないものであったでしょうし、消滅すればまた目に見えない世界に移っていくわけです。

同時に、私たち人間を見たとき、例えば白人と黒人とはちがうと、外見を見て考えます。そこから人種差別や様々な問題が起きてくるわけですが、それは共通しているファクターを見落としている結果なのです。つまり、同じ人間として、地球上に生きるものとして、食物を食べ、生活を営み、やがて死んでいくという共通のファクターには目をつむって、黒人がどうの、白人がどうのとちがいばかりを問題にしているのです。そして、イスラム教徒だからとか、キリスト教徒だからとか、勝手な理由をつけては殺し合いをするのです。

　そうではなくて、まず共通のファクターというものを見つけ、その共通のファクターが大自然や全宇宙とつながっていることを理解すべきなのです。そのためには、すべての現象に共通な法則というものを見つけださなければなりません。そして、その上に立った科学というものが必要とされているのです。

科学技術過信がもたらした悲劇

　ところが、それはすでに古代ギリシャにおいて、あるいは古代の中国、古代の日本において完成されていたものなのです。そして、その上に生活様式や生活の文化というものが築かれてきたのです。その伝統が、いわゆる西欧化の過程で薄れていき、やがて実体のないものになっていったのです。

　特に欧米の世界で支配的であった、いわゆる科学的なものの考え方、分析的なものの考え方によって、途絶えたままになってしまったのです。そのために原子爆弾といったものができる一方で、環境汚染をはじめとした様々な問題が起こり始めたのです。それもまた、エネルギーだけを切り離して考えてしまったことによって生じてきた問題なのです。

例えば、ほとんど無尽蔵と見られていた石油エネルギーは、エネルギー源として素晴らしいものであるといわれてきました。それは石油をエネルギーとして考えた場合であり、ここでは環境ということは考えられていません。別のものとして考えたために、良いと思ってやっていた結果として、環境問題が地球上の大きな課題になってしまったのです。

別のものではなく「エネルギーも環境も自然も一つである。そして、全部がエネルギーである。全部が流転しているんだ」というものの考え方をとっていたならば、石油を燃やしたらどうなるかということは、前もってわかっていたはずなのです。あるいは、原子爆弾が爆発したらどうなるかということもわかっていたはずなのです。それは当然、放射能のことも考えなければならないということなのです。

同様の問題は至るところにあり、食物の場合も例外ではありません。現在、アメリカの政府をはじめとして、長期保存のために一部の食物に放射線をかけるという方法が普及しています。日本などにも照射ジャガイモが出回っています。

リンゴやトマトなどに放射能をかけると発芽機能が損傷され、腐敗しなくなり長期保存が可能になります。そのため商業ベースでは、非常にいいと考えられているわけです。同時に、栄養素を分析してみると、蛋白質があり、炭水化物があり、一見、どこも変わらないのです。

しかし、腐敗しないようにするということは、一体どういうことかというと、自然の秩序に反することなのです。リンゴやトマトが腐敗するということは、その後から次の世代が生まれてくることなのです。果肉が腐敗し、中の種が外に飛び出て次の世代の芽が出てくるのです。腐敗するということは、次の新しい命を生み出すということです。その腐敗を止めてしまうことは、次の命が生まれてこないことになるのです。その腐敗しない食物を食べていたときにどうなるかは、すぐに想像がつくと思います。

精子や卵子の受精能力が弱くなって、生殖が行われなくなってしまうのです。蛍光灯が男性の精子数を減少させるとの研究結果の他、いろんなところで男性の精子数が減少し、ユニセックス化しているというデータが明らかになっているのは、決して偶然ではありません。

ところが、その因果関係をほとんどの人は理解できないのです。なぜかというと、単に「腐食しない」ということだけしか見ていないからなのです。命のつながりも、腐食するということの意味も、次の世代へのバトンタッチといったことも、全部見ようとしないのです。だからこそ、リンゴやトマトを長くもたせるためにはどうしたらいいかだけを考えるのです。

そして、同様の愚かな科学技術が、巷にはあふれているわけです。

例えば、電子レンジに使われているマイクロ波というものがあります。電子レンジはもともと軍事用レーダーに使用されていたマイクロ波を料理に利用したものであり、調理時間を短縮するために発明されたわけです。時間のかかる調理を二～三分で手軽にできるとあって、いまや日本中で使われるようになっています。

とはいえ、マイクロ波をかけた結果、食物がどう変化し、それが健康にどう影響し、環境にどのような変化をもたらすかといった、いわば大きい視野に立った因果関係というものは考えられてもいないのです。

電子レンジがどこでも使われるようになった段階で初めて、マイクロ波をかけると、蛋白質やビタミンなどの組成がすべて変わってしまうといった研究が進み、マイクロ波をかけたものを食べると、健康に支障をきたすといった研究結果が出てきているのです。

長年かけて、大量の病人をつくり出した後で、初めてそういう事実が出てくるわけです。本当は、そういうものを利用する前にわかっていなければならないのです。当然、見えていなければならないことが、専門化し分割されたものの考え方によって、すっかり見えなくなってしまっているのです。

なぜ、そうした本来の人間の在り方から遠ざかってしまったのかを考えたとき、そこには人間としての命や心、健康といったものを無視したところの食生活や文化があって、それが原因であることもわかってくるのです。このいわば原点を、もう一度再認識して本来の人間としての生活を送ることによって、私たち自身が変わっていかなければならないのです。それこそが、マクロビオティックが現在の世界に貢献していく道であり、ワン・ピースフル・ワールドを実現していくための重要なプロセスになるのです。

その過程においては、命の問題を扱っているために、前世や現世、あるいは来世といったことも、私たちは自然に理解できるようになってくると同時に、過去の記憶や未来の夢といったことがわかってきます。要するにこの世、あるいは霊界を含めた一切のものが包括的にわかってくるわけです。

しかし、いわゆる命のすべてがわかるためには、これまでの科学的な〝常識〟で曇った頭脳の入れ換えが必要になってきます。肉食や動物性食、あるいは砂糖の多い食事をしていると、命の全貌が摑めません。農薬のかからない穀物や野菜、日本古来の伝統的な食体系によって養われてくるところの血液、それによって培われるところの頭脳、それによって育まれるところの感覚や理解力といったものがあってはじめて、全貌というものが見えてくるのです。

命の原理にもとづいた宇宙理論や科学を

東洋には古来から「食は気を養えば足る」という言葉があります。現代の言葉でいうならば「食はエネルギーを養えば足る」ということになります。もし、東洋の古来からの言葉の通りであれば、必ずしも栄養学でいう四大栄養素をとらなくても、すべての根本であるところの気＝エネルギーを自由にとってくることによって、食物をとったのと同じ効果が出てきても不思議ではありません。もし、そうであれば、根本のエネルギーをとることによって、食物の分量というものも非常に小さくてすむことになります。

天からのエネルギーは私たちの頭頂部、特につむじの中心から入ってきて、地からのエネルギーは下腹部（生殖器）から人体に入ってきます。この二つのエネルギーは体の中を垂直に走る経絡を流れて、両者がぶつかり合い、スパークして渦を巻くところにチャクラができてきます。

チャクラは頭頂部と下腹部、その間にある中脳（額）、咽喉（のど）、心臓（胸）、胃（みぞおち）、腸（丹田）の七カ所あります。それぞれのチャクラは各領域において、いろんな生理的、精神的活動を統御しているのです。これらのチャクラの機能は飲食物の量と質、呼吸の仕方や心の持ち方などで変化してきます。そのため、体の調和を促進し、意識を変え、肉体的、心理的、精神的発達をなし遂げるためには、食べ物、飲み物、呼吸さらに意識の形で、環境をどのように私たちの中に取り入れるかということがもっとも重要になるのです。

このチャクラから様々な思いの波動が、経絡に流れて、さらに経絡が分化していき、末端の細胞にまで流れていきます。心でものを思い、頭でものを考えると、そのイメージがただちに細胞にまで伝わっていきます。何兆という細胞が瞬時にして、思い描いたところのイメージを持つわけです。

この天地からくるエネルギーの流れを、電流のスイッチやサーモスタットのように調節する作用が、私たちの体には備わっています。それがのどの奥にあるウブラ（懸壅垂《けんようすい》）であり、ウブラと舌根の間にできる空間を、舌を上にくっつけたり離したりと、調節することによって、私たちは様々なイメージを調整し変化させているのです。

例えば、十年前の出来事、遠い昔の記憶を呼びもどそうとするときには、私たちはロダンの「考える人」に近いポーズを自然にとるはずです。要するに、体を陽性（凝縮）にして考えるのですが、そのときに普通は口を閉じて、舌を上にくっつけています。

逆に、十年後のこと、遠い未来のことを思い描くときには、体を陰性（拡張）にして考えます。そのとき、口は自然に開いて、舌も離れます。それを、私たちはウブラの部分で調節しているわけです。

それは、宇宙からやってくるエネルギーの波動を過去として翻訳し、あるいは未来として翻訳することによって、調節しているのです。だからこそ、過去が過去として現れ、未来が未来として現れ、過去や未来があるように思えるのです。

誤解を恐れずにいうならば、本当はこの宇宙というものに、過去や未来というものはありません。近代科学の常識では、過去は未来とは別のものとして考えられていますから、無理もないのかもしれませんが、現在というものを考えてみれば、理解してもらえるのではないでしょうか。

いま現在というものはあるのでしょうか。現在は現在だと認識した瞬間に、それはすでに過去なのです。現在というものは捕まえられません。

実際には、ただ未来と過去とがあるだけであり、現在というものは現象が現れてくる以前の世界＝一なる無限の世界そのものなのです。ですから、本当は過去・現在・未来と分けて考えるものではなくて、現在が過去・未来に現れるのです。現在が過去を通して捕らえられ、未来として現れてくるわけです。

そこにある時間というものは、実はこういうふうな動き方を説明する概念であり、本当は過去が未来になり、未来がまた過去になる。その全体が現在なのです。

陰陽の理論では、すべてのものは変化流転し、極陰は陽を生じ、極陽は陰を生じます。肉体は滅びても霊＝想いというものは永遠に残っていきます。そう考えれば、あの世に行った人たちは、未来に死んだ人たちなのです。自分自身もあの世に行きつつあるわけですが、未来に死んだ祖先の人たちが、今度は過去になってくるわけです。未来が過去に変わるわけですから、先なるものが後になってきます。ですから、父や母、先祖代々の人々は私たちの子どもであり、子孫ということになるのです。また私たちの子どもや子孫は、私たちの祖先になります。それが輪廻の意味であり、時間というものの実相なのです。現実的に命として捕らわれた時間は、そういうものであり、現在の科学的にとらえられた時間とはまったくちがうのです。

実は、空間というものも、同じような成り立ちをしているのです。つまり、自分の一点からどんどん遠ざかっていくと、再びまた近づいてきて、自分に帰ってきます。自分から遠ければ遠いほど自分に近い、それが空間の本質なのです。ですから、無限の距離は最短距離であり、遠くに行けば行くほど自分に近づいてくるのです。ということは、空間はカーブしているということでもあるのです。

アインシュタインは「空間はどうもカーブしているのではないだろうか」と考えていたといいます。残念ながら、その全貌が捕らえられないうちに彼は亡くなってしまいましたが、全貌はそういうことだったのです。

以上のようなアプローチの仕方をすると、時間の概念も空間の概念もまったく変わってしまうように、現在の数学そのものも、変わってきます。現代の数学は、1＋2＋3あるいは1＋1＋1と、足していくことによって、無限に至るという考え方です。

それはあくまでも数を概念的に捉え、個々分割させた数字の羅列によって成り立っているわけですが、実際の宇宙全体、命の原理に基づいた数学というのは、それとは別のものなのです。

そこでの一というのは、全体なのです。だからこそ、一が分化するのです。分化して二になり、二が四になり、四が八になり、無限に分化していくわけです。つまり、一が分化して無限になり、その分化したものが再び統合していくと一になるのです。

そのように、実際のものの考え方の根拠が変わってくれば、現在の科学も当然変わらざるをえないのです。例えば、宇宙がバーンと爆発して、その力によって膨張しているというビッグバン理論がありますが、あれは肉食、動物性のものを食べている人の発想なのです。穀物や野菜を食べている人は「そんなバカなことはない」と考えます。

私たちの確信するところでは、宇宙のあらゆるもの、その動きは調和と均衡の上に成り立っています。ビッグバン理論のように「バーン」という破壊的なことによって宇宙が起こるはずはないのです。もし、ビッグバンが起こるならば、爆発のもととなる核自体が一体どこからきたのか。あるいは、その破裂するエネルギーは一体どこからきたのかということになります。それが説明されない以上、ビッグバン理論自体が、ナンセンスではないかというわけです。

私たちの考え方は、私たち自身や宇宙——星雲などもそうですが——というものは渦巻きでできてきて、渦巻きの形で広がっていくのです。そしてまた、渦巻きへと収拾していくという捉え方をします。そうすれば、宇宙の調和や、全体的な統一、全体的なつながりというのがハッキリと見えてくるのです。

現代の宇宙というのは、遠心性の渦を巻いて、大きく広がっていって、できています。ですから各星雲が互いに飛び離れていっているように見えるのです。しかしそれは爆発したからではありません。

一事が万事で、あらゆる科学の根底が覆されて、新しい科学ができてこなければいけないのです。

宇宙理論ばかりでなく、天文学も物理学も化学も医学も、およそ近代的な考え方のすべてが転換されなければなりません。

そして、重要なのはそれが命の原理とつながらなければならないことなのですが、それは現在の専門家の手によって、あるいは学校教育によってではできないのです。現在の学校教育を受けていると、現在のものの考え方でがんじがらめになってしまうのです。現在の科学的、社会的常識を詰め込まれ、そのように考えろと自然に教え込まれるため、新しい発想というのが生まれてこないのです。

新しい発想は、常にといっていいほど専門家からは生まれません。私は現実に欧米その他、海外でこれまで何万人、何十万人というガン患者を助けたり、エイズ患者を救ったりして、ある程度、世界に知られていますが、医師としての資格を持っているわけではありません。専門的に医学を勉強したわけでもありません。医学という面から見れば、まったくの素人です。

しかし、宇宙の秩序を知り、命の原理・法則を理解しているからこそ、専門の医者たちが治せない難病を専門的に扱い、多くの病人を治癒できてきたわけです。それは私が素人だからこそ、できたことなのです。

ということは、新しい発想、あるいは新しい問題、あるいは新しい世界というものは、素人から生まれるものなのです。素人であるということは、あまりにも細分化され専門化されたことによって、全体が見えなくなってしまった現状においては、決してマイナス要因ではないのです。むしろ、専門家か素人かということよりも、当たり前の常識、命そのものを知る人間としての本能を持っているこ とのほうがはるかに大切なのです。

マクロビオティックはその常識、あるいは命というもの、人間としての本能を培う上で、もっとも有効な食事法、生活様式、そして生き方なのです。

病気治療は食物の波動調整で

無限の宇宙から陰陽二つの気によって、森羅万象は生じます。それを現象世界といいます。この宇宙も現象世界の一つです。現象世界の中には形として見える世界と波動やエネルギーのように目に見えない世界があります。この二つの世界では、目に見えない世界のほうがはるかに大きいのです。

これまでの科学はあらゆる現象や存在の真理に到達するために、この世界を物質ｍａｔｔｅｒと空間ｓｐａｃｅとに分けて、目に見える物質の世界を分析・追究していき、物質を成り立たせている最小のものとしての原子、そして素粒子の世界にまで到達したわけです。

しかし、そうした分析的なアプローチではなく、波動という観点から見ていくならば、あらゆる物質は波動が凝集して一つの形を成している、いわば波動の集合体であるわけです。また光や水、空気で満たされている空間は、それらの波動によって満たされているという意味では、同様に波動の世界であるといえるのです。

陰陽の原理を知った上で、改めて私たちを取り巻く宇宙、大自然、その中で生を受けた人間の本来の在り方、食物と病気の関係を見ていくときに、重要なものが波動の持つ意味ではないでしょうか。

宇宙というものはすべて波動で成り立っていることが、現在、科学的にも明らかになってきています。あらゆる動いているもの、存在しているもの、現象として現れているもの、あるいはまた現象として現れる以前のもの、そのことごとくが固有の波動を持ち、同時に外からの様々な波動を受け、その中で動いているのです。

それは自然界に限らず、社会の動き、政治経済、人間関係、心の問題、意識の世界もすべて例外ではありません。つまり、宇宙の波動の動きとともに、自然も私たち自身も社会も成長変化し、衰亡消滅し、また再生するというサイクルを繰り返しています。私たちは絶えず永遠に続いていく波動現象のプロセスの一部に過ぎないのです。

その波動という言葉は、現在あらゆる分野において、実に便利な言葉として使われています。科学の分野ばかりでなく、経営や易占いにまで波動という言葉が冠せられるなど、一種の流行語となっています。

すっかり身近なものになった一方、安易に何でも波動で解決できるかのようなイメージができあがっているため、多少の誤解もあるようです。

その一方、確実に波動科学というものが急速に開けようとしています。私がこの新しい科学に期待するのは、それがこれまでの科学が疎《おろそ》かにしてきた見えない世界を相手にせざるをえないからでもあります。その意味では、波動は陰陽の原理をちがう角度から説明する重要な概念であり、実際的な方法でもあるのです。

波動というものを大切にしなければならないものの一つに、私たちが日常的にとっている食物の問題があります。

近代の栄養学は近代科学の一環として、一つ一つの食物を炭水化物（糖質）、脂質、蛋白質、ミネラル、水などの栄養素に分解・分類し、それをさらに細分化し、ビタミンやアミノ酸あるいは核酸などの微量栄養素や様々な化合物に分け、そのそれぞれの働きを明らかにしていくことによって、栄養学は独自の学問としての分野を築いていったのです。

それはある食物には蛋白質がどれだけ、脂肪がどれだけ、炭水化物がどれだけ、ミネラル分はどれだけと、細かく分割していくことで栄養価を量り、逆にそれらの集合体としての食物の全体を捕もうというアプローチの仕方になっています。

しかし、これまでの科学同様、近代の栄養学が行き詰まり、大きな方向転換を余儀なくされているのは、まさにその点にあるのです。

伝統的な東洋思想、あるいはマクロビオティックの食物に対する捉え方は、そうした分析的なものではなく、いわゆる東洋でいう「気」、つまり意識のエネルギー、あるいは波動として、伝統的に理解しているのです。

私たちは主に欧米で自然食運動を過去四〇年にわたって展開してきました。そしてマクロビオティックによって、その思想と応用である食物を中心にした長寿・健康法を伝えようと、何万何十万人という人々と接触してきました。

その場合、健康指導に用いてきた診断法は、決して分析的な診断法ではありません。レントゲンやMRI（磁気共鳴映像法）、CTスキャンといった現代医学の診断機器を使ったものではなく、単に感じとるところの波動、要するに望診あるいは触診、問診、その人の霊性や心性、意識を感じとることによって、診断を行ってきたのです。

また、その解決方法としての食物の選択、組み合わせ方、調理法によって、個々の食べ物、例えばキャベツならキャベツ、米なら米が持っている波動、またそれらの組み合わせによって生じてくるところの波動、天然自然の波動、調理したときの塩や水などの波動、圧力による変化といったことを把握しながら人々を指導し続けてきました。

その結果、いわゆる成人病をはじめ、様々な病気が顕著に改善されていくといった事実が、実証されていったのです。

なぜ、そういうことが可能なのかは、個人の持つ臓器の働きや血液、リンパ液の流れなどにも特定の波動があるため、食物の持つ波動と、様々なものの組み合わせによって、波動を調整していくことができるからなのです。例えば、肝臓ガンなら、一体肝臓ガンというものがどのような波動によってできてきたのか。どういう食物がもたらした波動であるのかを、理解していくわけです。というのは、腫瘍というのは凝縮し、集中してできているのですが、肝臓ガンの場合、高動物性蛋白質や脂肪の集まりが、次第に増大していく現象なのです。

直接的な原因は、あるいは肉であったかもしれません。あるいはチーズや卵のとりすぎだったかもしれませんが、それに対して反対の波動、あるいはそれを中和していくところの波動はどのような食物によって与えられるかということを考えればいいのです。それは野菜であるかもしれない。あるいは軽く煮たところの葉菜と根菜を合わせたものであるかもしれない。あるいはシイタケ類であるかもしれない。様々なことを考え合わせて指導し、非常に顕著な効果を生み出してきたのです。

食物固有の、個々別々の波動に加えて、同じ食物でも気候条件によっても変わってきます。生息する場所や地帯によっても変わってきます。同じキャベツでも、大きいキャベツもあれば小さいキャベツもあります。あるいは非常に巻きの強いものもあれば、半ば開いている締りのないものもあります。そうした相違によって、それぞれの波動もまた違ってくるわけです。

調理による変化についていえば、例えば火にかけることは波動を活発にさせることであり、水を加えることは波動を緩めていくこと、乾燥させることは波動を集中させていくことです。圧力を加えることは、波動を凝縮させることになります。

味を調整することについては、例えば砂糖を使ったり、香辛料を使ったりすることは、すべて新しい波動をつけ加えていくことなのです。

調理器具についても、アルミで調理した場合、あるいはステンレスや陶磁器の場合など、それぞれの用具の持つ波動が影響するため、私たちの指導ではアルミのものは一切勧めておりません。

同時に、病人を指導するときには、電子レンジや電気で料理することは一切、避けるように勧めます。大都会ではガスを使うようにいっています。理想的には、昔から使われていた炭や薪を使用すべきなのですが、それは炭や薪が現在の熱源よりも穏やかな調和のある波動を食物に与えてきたからなのです。

そのようなことを考慮しながら、現在の食べ物を見てみますと、人体だけでなく、いわゆる心の問題、意識の問題を乱していく非常に危険で、質の悪いものが巷には氾濫しています。

食の波動改善は心身のみならず霊性も向上させる

マクロビオティックは、その名の通り、大きい宇宙、大自然の秩序に従って生きるところの生活法・健康法です。従って、体だけを健やかにするものではありません。体と同時に心もまた平和にし、健全なものにしていく、非常に実際的な方法なのです。食生活を改善することによって、いわば人間全体の波動を変えていくわけです。

それはまさしく宇宙波動や自然波動と、人間一人ひとりの波動を調和させようとする、波動調整、波動調和の方法でもあるのです。

いろいろな病気の症状は、ある種の波動が極端に過剰であったり、あるいは不足しているという状態にあるわけですから、病気を治すにはそれを取り除いたり、中和させたり、補ったりして調整していけばいいのです。それを日常の食べ物を通じて行っていくわけです。

あるいは、個々の人間の持つ心性、心の動き、意識の働きといったものも波動そのものですから、当然食物が発生させる波動に影響してきます。荒々しい心も平和な心も、デプレッション（憂鬱）やストレスも、日常の食べ物の出す波動が意識や心の波動に影響するのです。

結局、私たちの気分や概念、ヴィジョン、社会的な動き、思想的な動き、あるいは芸術的な動き、物の考え方、そのことごとくが波動で、その性質が違うだけのことであり、すべて食物が発散する波動と密接な関係にあります。ですからまた、食物を変えることによって、人間の人格、性状、あるいはものの考え方も、変えていくことができるのです。

当然、人間の霊性といったものも波動そのものですから、私たちが日常とるところの食べ物に、大きく左右されることになります。

仏教に精進料理があり、神道で依然として玄米や自然の塩をお供えするのは、ただの習慣だからではありません。昔から、波動という言葉を使わなくても、直観的、経験的に、その本質を理解していたからこそ、いまも儀式として伝えられているのです。

江戸時代の思想家に、観相で有名な水野南北という人物がいますが、彼は「食は運命を支配する」といい、桜沢如一は「食は生命の大道である」といいました。また古代インドの宗教文献『ウパニシャッド』の「タイタリヤ」編には、「すべては食から生まれ、食に帰る。食の秘密を知る者は幸不幸を自由にし、また全世界の人びとを導くことができる。しかし、食の秘密を知らない者は不幸に悩み、命を滅ぼす」と記されています。

その場合の食の秘密ということは、言葉を変えれば食がどのような波動を持っているか、またどのような波動を生み出すか、それを理解することが生命の秘密を解く鍵だという意味に他なりません。

例えば私たちが主食としてとってきた穀物は、安定の波動といったものを持っています。葉菜類は上昇の波動を持っています。下に伸びる根菜類は下降の波動を持っています。また、動物性食品というものは重い、停滞しがちな波動を持っています。あるいは香辛類や単糖類は非常に活発な拡散性の波動を持っています。

私たちは、そうした食の波動の大要を知るとき、食の秘密ばかりか、生命の秘密をも手に入れることができるのです。食事の波動を望ましいものに変化させていくことによって体の動きばかりでなく、心の動き、さらには霊性の向上を計っていくことが、私たちの日常生活の意義ではないかと思います。そして、人類の進化を押し進めるためには、波動科学の役割が重要なものになってくるのではないでしょうか。

現在、私たちを取り巻く人工的な環境は、本来の人間が持つ波動を阻害する様々な波動に満ちています。電子工学や化学工業の発達によって、通信機器やコンピューター、テレビなどの電気製品、あるいはＤＤＴをはじめダイオキシン、ＰＣＢなどの合成化学物質、農薬のかかった農産物など、数多くの人工的なものが私たちの回りには氾濫しています。そうしたものの多くが、いろいろな不健全な波動を起こしているのです。

その結果、私たちの健康や心性、ものの考え方、あるいは霊性といったものが歪められ、曇らされているのです。そうした問題をどのように解決していくのか、それらの望ましくない波動を除去し、中和する新しい技術もまた必要になってくるのです。

第六章　マクロビオティック・メニューは美味しい

便利な調理食品を得た代わりに調理技術は退化

戦後、すっかり変わってしまった食生活によって、様々な問題が生じていることについては、すでに指摘した通りですが、私が日本にきて一番困るのは、日本においても現在では主食と副食の区別がなくなってしまっているという事実です。そのことは、日本各地を講演旅行していれば、よくわかります。

地方へ行くと、私を招いてくれた県の要職にある人や商工会議所の会頭など、いろんな人が夕食などに招待してくれます。そうした席ではお酒が出る、ビールが出る、おつまみが出る。さらに刺身が出たり、天ぷらが出たり、実に様々な山海の珍味が次から次へと出てきます。

ところが、待てど暮らせどご飯が出てきません。私はご飯が主食ですから、実は初めからご飯をもらって、ご飯と一緒に食べたいわけです。そうでないと、食事をした気がしないのです。

そこで、仲居さんに「ご飯はいつ出るんですか」と聞くと「いや、今日はご飯でなしに、おうどんが出るんですよ」といいます。場合によっては蕎麦が出たりするのですが、「ご飯はないんですか？」と聞くと「このメニューにはご飯がないんです」というのです。

見れば豪華なメニューであることはよくわかりますし、相手のほうでは精一杯のもてなしだと思っています。しかし、こちらにとっては、ご飯と梅干しと漬物があれば、十分満足なのです。そのご飯がないというのは、実に困ったことなのです。

しかも、翌日もその翌日も似たようなものが続くわけです。そうしたいわゆる料亭料理は、あくまでもお金をいただくための料理であり、毎日食べるべきものではありません。

こうした食の光景は、実は一般の家庭料理にも見られるのではないでしょうか。家庭の食卓でも、豪華なおかずが並んでいないと満足できない。その意味では、普段の料理と何かの記念日など、ハレの日の料理を混同したまま、ハレの日の料理を当たり前のものにしてしまったのが、飽食の時代の食生活なのです。

本来の家庭料理というのは、食べる人の心と体を養うものです。そうした食の基本が崩壊したまま、混乱状態にあるのが、現在の食生活というわけです。

そして、その一方では忙しい毎日の中で、目には華やかでも数多くの〝手抜き料理〟が並ぶ、というのが一般家庭の食卓でもあります。

確かに、女性の社会進出、家族数の減少、インスタント食品の誕生、家電製品の氾濫、外食産業の隆盛等など、社会環境の変化に伴って、私たちの食の環境もまた変化してきています。

世の中の流れは、食事の面においても便利さを追い求め、調理の手間を省き、時間を短縮する様々な手段を生み出しています。

その結果、家庭の食費に占める「食の外部化率」が、年々上昇の一途をたどっています。食の外部化率とは食費のうちの加工食品・調理食品・外食が占める割合のことをいいます。総務庁の調査によれば、一九九五年の外部化率は六七・五％というものです。残りの三二・五％がお米と自然食品への支出ということになります。

この外部化率は一九六〇年には四八％でしたから、八〇％の外部化率と見られているアメリカ並みの水準に、日本も急速に近づきつつあります。しかし、その結果われわれの健康が蝕まれているのですから、事態は深刻です。

惣菜、弁当、冷凍食品などの調理済み食品に慣れれば、調理技術は低下していきます。そして、自分で料理をつくる機会がなければ、料理に自信をなくし、どこでも手に入る調理済み食品に頼るのは自然の成り行きです。

特に、専業主婦が仕事を始めれば、調理に時間をかけているわけにはいきません。便利な調理食品が増えれば、ますます女性が働きやすくなる反面、調理技術は低下していきます。そうなればなったで、今度はその技術を補う調理食品や家電製品が、さらにできてくるというわけです。いつの間にか、このサイクルの中心にいる私たちには、便利さを得る代わりに調理技術の退化に至るという、この食のサイクルを止めることはできないようです。

それがテレビでは「料理の鉄人」をはじめとしたグルメ料理番組が花盛り、という日本の食のお粗末な実態でもあるのです。

そんな日本で、マクロビオティックはまだ緒についたばかりというべきかもしれません。それだけに、誤解や歪んだ先入観がないとはいえません。例えば、病院の食事やカロリーを抑えた糖尿病食、高血圧治療や腎臓病などのための減塩食、ダイエット食にはまずいとまではいかなくとも、一般にあまり美味しくないというイメージがついて回ります。それはマクロビオティックの基本である玄米菜食についても同様ではないでしょうか。

健康のため、あるいは病気を治すために行う食養法であれば、まずいものでも我慢して食べなければいけないのですから、味は二の次、三の次でも仕方がありません。

しかし、本当はどうなのでしょうか。肉食に慣れ親しんでいれば、日本の伝統的な食事をもの足りなく思って当然です。しかし、食を私たち自身の健康の問題としてだけではなく、人間としての生き方、環境の問題、地球全体の問題として考えたとき、マクロビオティック食はもっとも美味しいものであることがよくわかるはずなのです。

マクロビオティック・メニューの具体例紹介

世界的なホテルチェーンであるザ・リッツ・カールトンがマクロビオティック・メニューのサー

ビスを始めたことは、すでに紹介しましたが、このメニューが成功するかしないかの鍵を握っていたのが、実は現場のシェフたちでした。というのも、いかにオーナーの鶴の一声で、経営陣が強力に推進しようとしても、料理をつくるシェフたちが納得してマクロビオティック食をサービスできなければ、とても順調にいくとは思えないからです。

マクロビオティック・メニューの導入に当たって、リッツ・カールトンでは事前に全世界から七人のチーフ・シェフを私どものもとに送り込み、共同で料理のメニューを開発していきました。三日半もの間、朝から晩まで彼らは「マクロビオティックとはどういうものなのか」という講義を受けながら、調理に関しても「なぜ砂糖を使わないか」「なぜ、醬油は長期醸造のものを選ぶのか」「なぜ、油はなるべく少な目にするのか」といったことを学んでいったのです。

そうした基本的な問題を理解した上で、試行錯誤を重ねながらですが、実際に七人のシェフたちがオードブルをつくり、スープをつくるというようにして、約一二五点の料理をつくったのです。その素材と料理法をテキストブックにして、今度は全世界三一のホテルのシェフたちに教えていったわけです。

実際にはサービスを始める前から話題になって、その意味では成功は約束されていたようなものだったのですが、世界のシェフたちは、ある者はフランス料理の権威であり、またある者はイタリア料理の達人であり、いわばみんなその道のエキスパートです。二〇年三〇年、様々な料理をやってきた彼らが、本当に納得して料理してくれるのか、幹部連中としては不安もあったわけです。ところが、逆に彼らのほうが「これは素晴らしい。将来の食べ物は、こうでなければいけない」といい、マクロビオティックのメニューができてくるたびに「これからは、肉もミルクも砂糖も必要ないんだ。われわれは、この素晴らしいマクロビオティック料理をもっともっと広めようじゃないか」と、シェフたちが率先して賛意を示し、むしろ熱心になったのです。

そのことを知って、ホテルの社長は「いや、ミスター久司。驚いた。ともかく、われわれ幹部以上に彼らのほうが熱心だ。彼らがあれだけ力を入れているのだから、必ず、これは成功する」ということで、実はスタートしたのです。

マクロビオティックは単なる栄養やカロリーの問題ではなく、食物の命やエネルギー、オーガニック農法などを大切にします。そして、体に良いもの、本物は美味しいものなのです。だからこそ、料理の専門家であり、その道のプロとして自分の料理に一家言を持っている彼らも「マクロビオティック食こそ、本物だ」ということを、実際に自分で手がけてみることによって、納得するわけです。

常に世界のグルメたちを相手にしてきた彼らが、賞賛したのは、その思想に共感したこともありますが、決してそれだけではありません。いくら彼らがマクロビオティックの思想を理解したとしても、世界的に有名なホテルのシェフとして肝腎の料理の味がまずいのでは、大事な客に薦められ

THE WESTIN
OSAKA

クシ　マクロビオティック・セミナー
&
ナチュール・キュイジーヌ　ブッフェ

11 May '98 THE WESTIN OSAKA

MENU

Cold Dishes	冷製料理
Wrapped Dru Radish in "USUAGE"	ひじきと切り干し大根のひとくちアミューズ
Vegetables Carpaccio "MACROBIOTICS	野菜の薄切りカルパッチョ仕立て
Smoked TOFU with NATHO Sauce	豆腐のスモーク納豆ソース　マヨネーズ風
Eel Terrine Japanese Style	蒲焼き風　鰻のテリーヌ
Wrapped SEITAN in Chinese Cabbege	白菜とセイタンのロールキャベツ仕立て
Vegetables Terrine Sesami Flavour	野菜入り胡麻豆腐
Nature California SUSHI	ナチュール　カリフォルニア寿司
Macrobiotics Salad Bar	マクロビオティック　サラダバー
（古代米のライスサラダ、マクロビーンズサラダ、牛蒡サラダ、海草サラダ）	
Sandwiches	ライ麦パンのナチュールサンドウィッチ
Soup	スープ
Chilled Pumpkin Soup	南京のコールドスープ
Italian Vegetables Soup	豆腐と麦入り　イタリア風野菜スープ
Hot Dishes	温製料理
Sour Sweet RENKON Ball	レンコンボールの酢豚風
Fried Vegetables Sour Sweet Sauce	生湯葉巻き野菜のからあげ　甘酢ソース
Fried IWASHI & RENKON UME Flavour	鰯と蓮根のはさみ揚げ　梅肉風味
Grilled OMOCHI with ARARE	焼き餅あられ風味
Fried Been Curd NATHO Sauce	揚げ出し豆腐　納豆そぼろ餡
Cod Fish Gratin Nature Cuisine	鱈のグラタン　ナチューキュイジーヌ
Steamed Amadai WAKAME Sauce	アマ鯛のこぶ蒸し　わかめソース
Roasted Daurad Italian Style	活け鯛の姿焼き　イタリア風
MABO DONBURI	セイタンのマーボー丼
NISHIN SOBA	鰊おろしそば
Paella	玄米パエリア
Dessert	デザート
TOKOROTEN with Been Curd Ice Cream	ところてん、豆乳アイスクリーム添え
Apple Pie	アップルパイ
Orange Jellee	オレンジゼリ
Prunes Comport	プラムコンポート
Yannoh Coffee Jellee	ヤンノーコーヒーゼリー
SIRATAMAKINTOKI	あつあつ白玉団子と金時餡

（ヤンノーコーヒー、三年番茶、梅醤、ごま塩）

ウェスティンホテル大阪　大阪市北区大淀中1丁目1番20号　〒531-0076　Tel (06) 440-1111
The Westin Osaka　1-1-20, Oyodo Naka, Kita-ku, Osaka 531-0076 Japan　Fax (06) 440-1100

おかげさまで5周年
5th ANNIVERSARY

ウェスティンホテル大阪のマクロビオティックメニュー

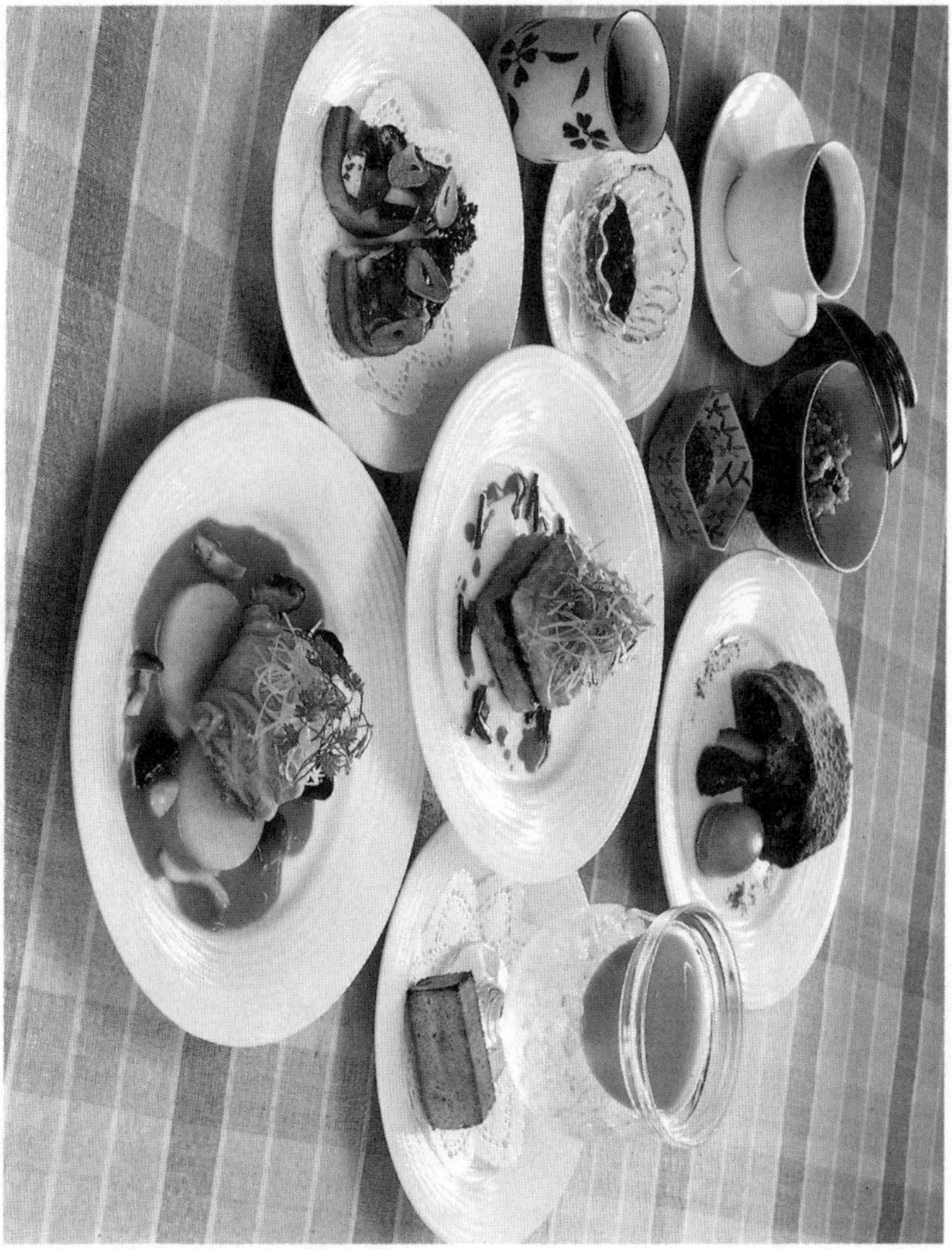

「アマデウス・ナチュール」というメニュー

るはずがありません。

ということは、彼らがサービスするマクロビオティック料理は、いわゆる健康食、ダイエット食のイメージとはちがって、一流ホテルのレストランでサービスされる料理として、味も見た目も遜色がないということなのです。

日本でも、プリンスホテルのシェフたちを集めて、大津プリンスホテルでマクロビオティックのセミナーが行われた他、ウェスティンホテル大阪や新潟の万代シルバーホテルなどでは、マクロビオティック・メニューのサービスが始まっています。

実際に、マクロビオティック料理を味わったことがない人には、例えばフランス料理のシェフが普段使っている食材を使わないで、どうやって美味しい料理をつくるのか、理解できないのではないでしょうか。

ホテルでサービスされるマクロビオティック料理は、和食から中華料理、西洋料理まで様々ですが、非常にきれいで、しかも美味しくできています。素材はよく見るとわかりますが、玄米や豆類、野菜などを上手に使って、バリエーション豊かにつくられています。美味しくて、しかも健康にいいとなれば、マクロビオティック食を選ぶ食通が増えるのではないかという声が、私どもが主催するホテルのパーティの席ではよく聞かれます。

実際に、どのようなメニューがあるのか、ウェスティンホテル大阪で行われた久司マクロビオティック・セミナーでサービスされた自然食ブッフェメニューの一端を紹介したいと思います。

オードブルが七種で、お造り（竹の子、生麩、豆腐）、豆腐のスモーク（すだちとオニオン添え）、スモークサーモンの湯葉巻き、野菜のテリーヌ（山葵ソース）、いかすみ風味野菜のライスサラダ（ケーキ仕立て）、和小鉢入り野菜の煮染め、各種サンドイッチ。

スープが白菜と豆乳のスープと南瓜のコールドスープの二種類。

メイン料理が八種類で、天ぷら（天塩添え）、変わり串カツ、各種串照り焼き、野菜の湯葉包みロースト（餡かけ）、野菜の春巻き（甘酢添え）、豆腐と野菜の黒豆ソース蒸し、鱸（すずき）のそば粉クレープ包み焼きバジル風味、甘鯛の白菜包み蒸し。

といった感じで、素材は和風のものが多いのですが、飾りつけはホテルのレストランということもあって、一見したところフランス料理のように見えます。

私どもでは、定期的に「久司マクロビオティックセミナー」を蓼科高原の横谷温泉旅館その他で行っています。蓼科のセミナーは五泊六日というスケジュールですが、毎回、ガンにかかっている人をはじめ、心臓病、糖尿病、アトピー、神経症その他様々な難病・奇病に悩まされている人、あるいは企業関係のビジネスマン、会社の研修の一環として送り込まれた人、東洋・西洋医学の医者、勉強中の学生など、実に様々な人たちが参加しています。

そのセミナーで食べるマクロビオティック料理について、参加者がどう感じているか、代表的な体験者の声をご紹介したいと思います。

「マクロビオティックは健康にいいけど、粗食というイメージがあったのですが、実際に口にしてみて、その先入観がいかにまちがっていたか、よくわかりました。特に、セミナー最大の楽しみといわれるパーティの料理は、手作りの愛情に満ちた最高の食の芸術だと思いました」「自分なりにマクロビオティックの哲学と料理を勉強して、頭ではわかっているつもりでしたが、実際に味わってみると、食物の持つエネルギーが胃から体全体にみなぎるのが実感できました。どんな机上の勉強よりも、実際に食べてみることがマクロビオティック理解の近道であり、唯一の方法であることがよくわかりました」

「いつも朝はなかなかベッドを離れられなかった私ですが、セミナーの翌日から元気に起きられる自分にびっくりしました。二、三日目になると、なぜか気持ちが良くて、いままでの自分じゃないみたいです。食べ物の力が、こんなにすごいなんて初めて知りました」

その他、長年悩まされてきたひどい便秘が二日目で解消したとか、逆に慢性の下痢が治ったとか、頭痛、生理痛、慢性的なだるさなど様々な症状が解消したり、軽減するといったことを大半の参加者が経験しています。

彼らがマクロビオティック食が美味しくて、体にもいいものだという実感を味わうのは、セミナーで講義を受け、マクロビオティック食を食べるためだけではなく、研修スケジュールに組み込まれている料理講習の効果が大きいのではないでしょうか。その時間に、マクロビオティックの料理の考え方から素材の利用の仕方、調理の仕方、そして食べ方といった基本を学ぶことで、マクロビオティックに対する彼らの理解が深まり、それまで以上に納得できるのです。

料理講習ではいくつかのグループに分かれて、例えば自分たちで「ごま塩」をつくります。大半の参加者はごま塩というのは、せいぜい良質のごまに、自然塩を九対一とか八対二の割合ですり鉢に入れて、あとはすりこぎを使って、気長にすればいいと考えています。

ですから「これは力仕事だから、男の出番だ」とばかりに、男性が腕まくりをしてすりこぎを手にするのですが、実際にはそんな単純なものではないことがわかって、かなりのショックを受けるようです。

参考までに、正しいごま塩のつくり方を紹介すると、(1)厚手のフライパンに自然塩を入れ、強火で水気が抜けてサラサラになるまで炒める。(2)蓋のある鍋またはフライパンにごま（黒ごま）が一面に散らばる程度に入れ、強火でバチバチと音が出るまで二〜三回、手早く鍋を動かしながら、ごまが焦げずに芯まで火が通るまで充分に炒る。残りのごまを同様にして炒る。(3)すり鉢に炒めた塩を入れ、力を入れてよくすったところへ、炒ったごまを入れて、すりこぎの重みだけで長時間かけ、ていねいにすり上げるというものです。

そうやってつくられたごま塩は、細かくなったごまの周りを塩の粉が包むようになっていてサラ

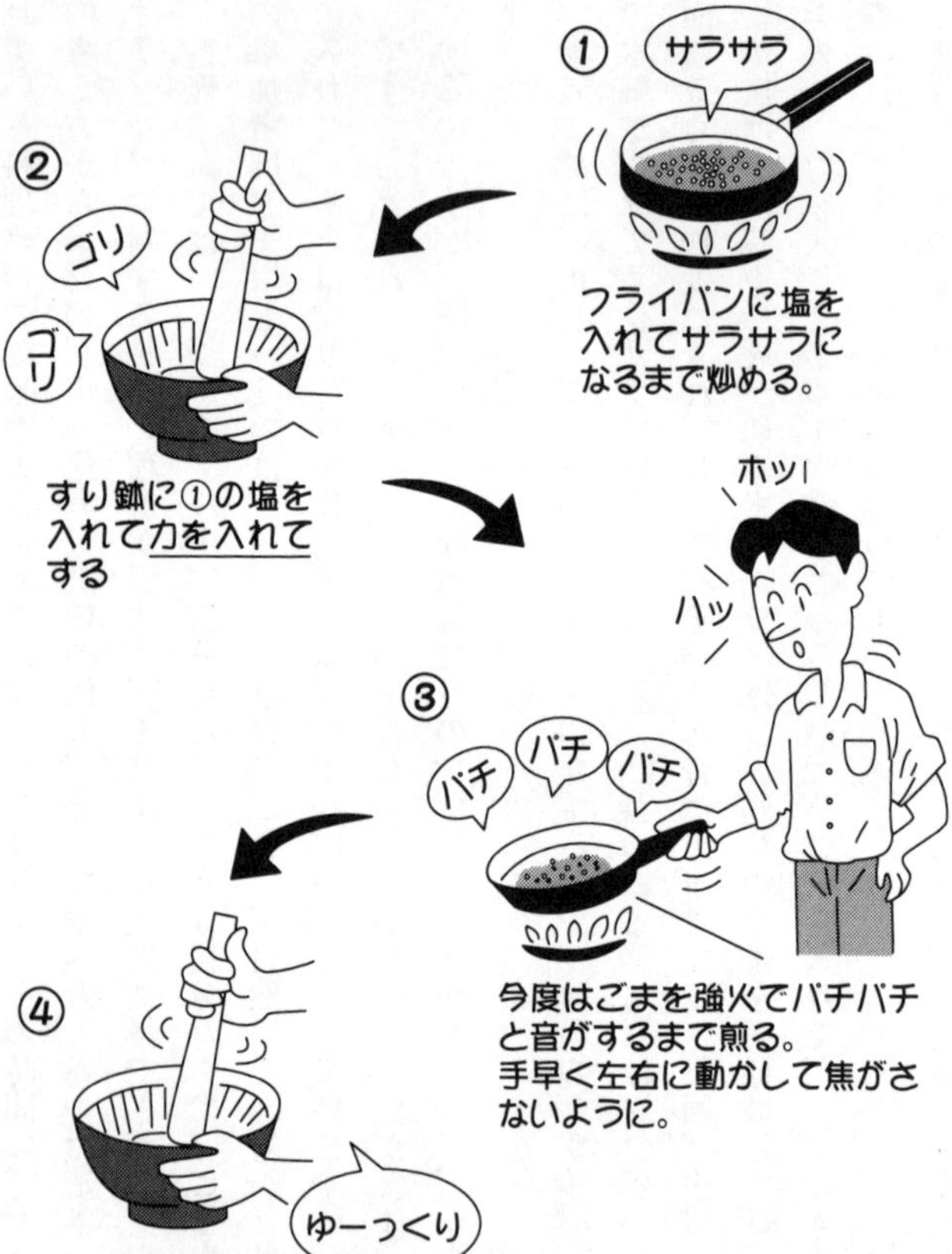
今度はごまを強火でパチパチと音がするまで煎る。
手早く左右に動かして焦がさないように。
②のすり鉢に③のごまを入れて力を入れずに時間をかけてすりあげる

ポイントは黒ごまの炒り方に。あまり炒り過ぎてしまうと出来上がったときに、黒ごまが焦げて茶色になってしまうので注意してほしい。

正しいごま塩のつくり方

ッとしています。ごまの油を塩の粉末がうまく吸収するからですが、そのポイントは炒った塩を粉末のようになるまでていねいにすることと、力を入れずにすりこぎの重みだけで時計回りにごまをすり上げることなのです。長時間、心を込めてつくるからこそ、心のエネルギーがごま塩の中にも満ちてくるわけです。

あるいは、野菜の利用の仕方にしても、大根や人参を例にとれば、基本的に皮を剝かず、普通は捨ててしまう根の先や首の部分をできるだけ使って、しかも切り方は陰と陽のバランスが調和するように切るというものです。それもまた、陰陽のバランス、一物全体、命の部分を大切にするというマクロビオティックの考え方からきているのです。

参加者の中には、野菜の細かい刻み方に関して「フードプロセッサーとか、ミキサーを使ってはいけないんですか」といった質問をして、講師の先生に「そんな最初から楽をしようといった手抜きの姿勢では、治る病気も治りません。まずは治りたい、あるいは治して上げたいという心が大切なのです」とたしなめられる人もいないわけではありません。

マクロビオティック食の美味しさは、心を込めてその素材の本当の良さを引きだし、大切に扱うからこそ生まれるものでもあるのです。同時に、本物、体に良いものは基本的に美味しく感じられます。そして、その美味しさはマクロビオティックの考え方、料理の仕方を理解することによって、さらに倍加するのだと思います。

その意味では、実際のマクロビオティック料理では基本的な考え方、心の部分が大切になるわけですが、次に問題になるのが、いかにしてそれに相応しい素材を調達するかということなのです。

安全なオーガニック素材確保の前に立ちはだかる添加物や環境ホルモン

日本におけるマクロビオティックは確実に、その裾野を広げてきていますが、今後、どのような展開をたどるかについては、いかに安全で健康にいいオーガニックの素材を確保できるかが、一つの決め手になるのではないでしょうか。

アメリカでは近年の食生活がガンや心臓病を蔓延させたという反省から肉食、乳製品、卵、砂糖などの過剰摂取を戒める「食事目標」を作成しました。それと並行してアメリカの食生活は、急速にオーガニック、マクロビオティック的なものに変換。全米各地に自然食レストラン、自然食品スーパーが続々とできてきています。

オーガニックという言葉は、日本でも最近ではすっかりなじみのあるものとなっていますが、アメリカではオーガニック食品をめぐって、食品業界そのものが大きく変わろうとしています。

オーガニックとは、日本では有機栽培とか有機農法と訳されていますが、具体的には農薬や化学肥料、抗生物質や成長ホルモンなどを使わずに生産する農産物や畜産物、そしてそれらを合成添加物などを使わずに加工した食品のことをいいます。

わかりやすい言葉でいえば、農薬や化学肥料、添加物等の化学物質を使わない、安全で健康によいとされる自然食品群ということになります。その種類も、穀物や野菜、果物、畜産物、加工食品、菓子類からワイン、ビール、ジュースなどの飲料まで多岐にわたります。

米国では、一九八〇年代から健康がアメリカ人のライフスタイルを語る上で重要なキーワードとなり、インテリ層を中心に太っている人間は出世できないとまでいわれ、自然食レストランやスポーツジム、アスレチッククラブなどが続々とつくられ、ジョギングやエクササイズなどがブームになっていきました。

そうした流れの中から、自然に生まれてきたのがオーガニック食品を求める動きであり、オーガニックをめぐる食品業界の変化なのです。特に、アメリカの流通業界では「ナチュラルスーパー」と呼ばれる店が各地に登場。従来からある一般スーパーに取ってかわろうという動きさえ見られます。

「ナチュラルスーパー」とは店の一角ではなく、店全体にオーガニック食品を中心にした品揃えをしており、生鮮品コーナーでは並んでいる農産物が「オーガニック」であるか、あるいは普通の農法による「コンベンショナル」かどうかが表示されています。

「ナチュラルスーパー」の躍進を見て、一般の大手スーパーでも生鮮品ばかりでなく加工品なども揃えたオーガニック食品コーナーを設置するなど、時代は大きく変わりつつあります。

日本でも最近は「環境ホルモン」という言葉がクローズアップされ、その恐ろしさがジャーナリズムでも話題になっているように、アメリカでのオーガニック・ブームの背景にあるのは、ただの健康志向だけではありません。

自然食、オーガニックなどの運動も、欧米ではもともとは私たちのマクロビオティックの活動から派生した形で広がっていったのですが、農薬や化学肥料、添加物などの化学物質が及ぼす人体への影響に関する研究が進み、既存の食品の生産方式に対する疑問が投げかけられた結果でもあります。その一つが、ナチュラル問題研究機関のカーティス博士による「子供は体重一キログラムに対する食物消費量が大人より大きいため、毒物に抵抗する力が弱く、農薬による被害を受けやすい」という学説であり、それもあって食の安全性に関する意識が年々高まってきているのです。

輸出の関係もあって、オーガニックをめぐる海外の動きは活発であり、一足早くヨーロッパのＥＵ（欧州連合）、中国、オーストラリアなどが基準を作成。アメリカでも長らく検討されてきたオーガニック食品基準案が発表されています。

そうしたオーガニックに対する流れがあって、日本でも一九九七年が「オーガニック元年」といわれ、オーガニックに対する関心が急速に広がってきているわけですが、日本にはその基準がありません。そのため、私が会長をしている民間団体のＪＯＮＡ（日本オーガニック＆ナチュラルフーズ協会）がなんとかして正しいオーガニック食品というものを認証していこうと努力をしているわけです。

しかし、肝腎の国による基準となると、現状は農水省がガイドラインの見直しを続けているとはいえ、一向に基準の作成、認証制度の実施に至るような動きは見られません。いまなお、各県、各団体が様々なマークをつくり、「オーガニック」「有機農産物」「無農薬」「減農薬」などのバラバラな基準がほとんど野放しの状態にあります。

しかも、土地の狭い日本ではいくら無農薬栽培を続けていても、隣の農地で農薬を散布していれば、その影響を受けてしまうだけに本当の無農薬とはいえないという、アメリカなどとはちがう日本独特の事情もあります。

本当に無農薬のものを探すのは難しいとはいえ、一日も早く国によるオーガニック基準ができて、安全で健康によいものを選ぶときの判断基準となる認証制度が実現できればと思います。そのためにも、農業に携わる人々が変わる必要があるし、農協も農水省も変わらなければいけないのです。

狂牛病でパニックになった欧米の畜産業界の問題は、第一章で述べた通りですが、素材という点では、牛や豚よりも脂肪分が少なくて、健康にいいといわれたこともあった鶏肉は、いまや豚や牛肉より脂肪分が多く、水膨れしたものが出回っています。

現在のニワトリの健康状態というのは、昔からは考えられないほど悪化しています。大雑把にいってアメリカのニワトリのおよそ四〇%には、腫瘍やガンができています。私たちの口に入っているのは、その部分を取り除いて、売られているものなのです。

どうしてそんなことになるのかという理由の大半は、その飼育環境にあります。ニワトリの飼育方法は、残酷そのもので、何千羽という大量のニワトリをケージに詰め込んで、足下がベルトコンベアー式になっていて、飼料もまたベルトコンベアーで流れてくるようなシステムになっています。そのケージの中で、ニワトリは餌を食べながら、強制的に運動せざるをえないのです。

同時に、飼料の中には成長促進のため、病気の予防のため、あるいはストレス解消のために様々な抗生物質や成長ホルモンなどの化学物質が大量に入っています。そのため、殺気立っていてニワトリ同士のケンカが絶えません。ですから、大半がケンカでくちばしを叩き割っていて、本当に見るに耐えない姿をしているわけです。

オーガニック基準の作成が進められる一方では、なおもこうした現実があるのです。そんな食品産業のいい加減さは、実は日本でも同じことなのです。しかも、それはニワトリに限ったことではありません。水増し牛乳、インチキ表示その他、農薬づけの輸入食品、添加物がいっぱいの蒲鉾、ハンバーガー、化粧野菜等など、どれも問題山積といわざるをえないのです。

マクロビオティックの基本四原則

マクロビオティック食の問題は、素材だけではありません。素材を含めて、その基本となる正しいマクロビオティックの原則を改めて確認してみたいと思います

まず、挙げなければならないことは、日本の食の乱れの例として挙げた主食と副食の区別がなくなったことです。

主食と副食を分ける

基本的に、人類の食というものは原則として、主食と副食に分けなければならないということです。要するに、マクロビオティックの標準食こそが理想なのですが、主食の穀物が五〇〜六〇％というものです。それも精白してしまうと、ビタミン類とか蛋白質だとかミネラル分がなくなりますから、なるべく精白しないもの。これが主食になります。

副食としては、以下のものが基本になります。

五〜一〇％がスープ。このスープにはフランスのポタージュスープもあれば、イタリアのミネストローネもある。いろんなスープがありますが、一体どこの国のスープが健康にいいかというと、

実は日本のものなのです。

スープの具に海草や野菜その他が入る味噌汁が、実は世界に冠たるものなのです。醱酵食品である味噌がベースですから、いろんな酵素の点からいっても、栄養の点からいってもパーフェクトなのです。

味噌は麴菌によって醱酵し、熟成した大豆蛋白質が、より消化しやすいアミノ酸に変化してできたもので、米にはない必須アミノ酸が含まれています。ですから、ご飯と味噌汁の組み合わせは、お互いに栄養価を高め合う効果があるのです。

味噌は整腸作用を促し、腸の汚れを防ぐ生きた酵素を含むことで、体を温め、新陳代謝を良くし、血液の汚れを浄化してくれます。

そして、二〇~三〇%が野菜。これにもいろんな料理のバリエーションがあります。ときにはサラダでとってもいいし、ときには漬物でとってもいい。煮物、おひたしなど多種多様なものが考えられます。

五~一〇%が豆類。豆腐や納豆など、いろんなものがあります。最近の日本では豆類は、家畜の飼料などに利用されることが多く、一部のものを除くと、私たちの口に入る機会が減っていますが、栄養や健康を考慮したときには、もう一度見直したいものです。

それから海草類。海草は欧米ではあまりとらないのですが、海草には非常に豊富なミネラル分が含まれています。最近は、多くの研究レポートが出ているのですが、例えば海草をとっていると血液が浄化される。その上、放射線や放射能物質、例えばストロンチウム90などが入ってきても、味噌汁や海草、玄米によって体外に排出されていくという研究があるのです。そうした興味深い研究がカナダや日本など、いろんな国で行われています。

飲料に関しては、なるべく刺激性のないものが原則です。コーヒーは私も大好きなのですが、刺激性があります。アルコールも刺激性があります。酒は百薬の長といいますから、適量であれば、ストレス解消や健康増進のためになるのですが、本来、例えば日本酒のお猪口が小さいのは、一杯か二杯が限度ということなのです。ですから、わざわざ昔の人は猪口をこしらえたのです。ところが、最近はそうした原則が無視されたまま、コップでガブ飲みしてみたり、ビールなどもジョッキで何杯も飲むということになっています。

さらに、ミントティーやペパーミントティーなども、刺激性があります。お茶も、緑茶などはカフェインが多くて刺激性があります。ですから、ときたまお客さんがきたときはいいのですが、日常用いるのは刺激性のない三年番茶や茎茶というように工夫して飲む必要があります。

以上の標準食が常食となって、ときどき魚介類や果物、ナッツ・種子類などをとっていけばいいのです。その場合、重要なのが陰陽のバランスを考えることです。

陰陽のバランスをとる

例えば、甲殻類のエビやロブスター、カニなどは大変おいしくて、私も好きですが、コレステロールが高いのでなるべくとらないようにしたいものです。というのも、全世界で取れるエビの半分は、日本人が食べているのですから明らかに食べ過ぎなのです。

魚についても、赤身の魚、マグロやサケなどを日本人は好んで食べますが、脂肪が多いので食べ過ぎに気をつける必要があります。あるいは、青い皮膚を持つイワシやサバなども脂っ気が非常に強いため、ときどきならいいのですが、そんなにしょっちゅう食べてはいけません。その意味では、魚についてもちょっと注意しなければなりません。だからこそ、そのアレルギー源を中和し、脂肪分を分解するため、伝統的に大根おろしをつけたり生姜を添えたり、レモンを絞ったりすることによってバランスをとっているのです。

一物全体をとる

一物全体とは、一つのものを丸ごと食べるということです。一つのまとまりのあるものは、大根一つとっても、陰陽のバランスからいっても、命という面からいっても完全なわけです。これが部分的な切れ端ということになると、根に近い下の部分は陽に偏り、葉に近い上の部分は陰に偏ることになります。しかも、葉と根の部分を切り落としたものからは、根も生えず、次なる芽も出てはきません。

マクロビオティックでは、常に陰陽のバランスと命というものを考え、一つのものを全体でとるようにしています。お米も精白しない玄米を食べるのも、そのためなのです。

身土不二

マクロビオティックには身土不二《しんどふじ》という原則があります。基本的に、その土地で収穫されたものを食べるというものです。実際には大量の輸入食品が日本中に出回っているのが現状ですが、例えば、果物の場合、南洋のバナナやパパイヤなどはとるべきではありません。もし、バナナを食べたければ、バナナの生えているところに行けばいいのです。それ以外の地域では、気候風土に合っていないので、陰性過多の南洋の果物などはあまりとるべきではないのです。

一カ月に一回とか二カ月に一回食べるのは構いませんが、主として果物はその地域にできる果物で、季節にあった果物をとるのが正しい食べ方なのです。春はイチゴやサクランボ、夏にはメロン類、秋にはリンゴやナシやカキなど日本にはいろいろな種類のものがあります。

同じように、ときどきとるナッツや種子類も熱帯性のものではなくて、できれば日本の国内か日本と同じような温帯地域にできるものにすべきです。というのも、私たちは住んでいる土地でできるものを食べることによって、周囲の環境の変化によりよく適応できるようになるからです。

マドンナやトム・クルーズも実践

マクロビオティックの原則の中で、例えば主食副食というものの考え方は、欧米の諸国にはありませんでした。欧米では、パンなどはほんの付け足しでしかありません。

野菜の料理にしても、中国料理にも確かにおいしい野菜料理がいっぱいありますが、日本ほど多種多様ではありません。例えば、漬物一つとってみても、日本だと何百種類もあります。糠漬けから味噌漬け、粕漬け、塩漬け等々。いろんな野菜類を材料に使います。調理面でも味つけにしても味噌や醬油などの醱酵食品、塩、味醂など、いろんなものを使います。

豆腐や湯葉、納豆なども、欧米の諸国にはむろんありません。ところが、日本には何世紀も前からあるわけです。海草なども、日本人は大昔からとっていました。

そういうことから考えると、世界の食体系を変え、世界の人たちを健康にするのは日本人がやらなければいけない。どういう穀物や野菜や食物を使い、どんな料理の仕方をするかということを、教えてあげなければならないのです。

現に、欧米では私の家内を中心にして精力的に料理講習をやっていったわけですが、それをきっかけに豆腐づくりが始まり、豆腐や納豆をつくる企業が興っていったのです。その後、味噌や醬油、餅のつくり方などがどんどん広がっていって、現在では自然食の店では味噌、醬油、豆腐や納豆など、ほとんど何でも売っているまでになっています。

最初は一九六〇年代にヒッピーたちから始まったマクロビオティックですが、いまはもうアメリカの大統領クラスが全部、影響を受けるまでになっていったのです。

日本びいきのカーター元大統領は、しばしば味噌汁や豆腐、玄米などを食べています。日本になじみのある人物では、テニスのナブラチロワなどがいますが、若い世代では映画俳優のトム・クルーズ。彼の顔つきというのは、他の人と比べて引き締まっていないでしょうか。彼の食事は、実は久司インスティテュートを卒業した若いアメリカ人女性が毎日料理しているのです。あるいは、歌手のマドンナもそうであるように、マクロビオティックは確実に欧米社会に浸透していっているのです。

それは、もちろん医者の場合も例外ではありません。例えば、育児書で世界的に有名なスポック博士。実は七、八年前、彼が病気になって、私のところに「指導してほしい」といってきたことがあって、食物の指導を始めました。彼が八八歳のときでしたが、その後、玄米や味噌汁、煮物や納豆を食べるという食生活を送っていました（残念ながら、今年亡くなりましたが）。

マクロビオティックによる指導で彼の病気も治ったのですが、頃あいを見て、私はスポック博士に「あなたは育児の専門家ということだが、一体人間の赤ん坊にミルクを薦めるとは何事だ」と話しました。「あれは牛のためのミルクじゃないか。母乳が出ないというのなら仕方がないけど、人間の子供には母乳を与えるべきで、牛のミルクなんか与えるべきではないんです」

最初のうちは「さあ、そうかなあ」といっていたのですが、二年ほどすると、自分自身のマクロビオティック体験から納得すると、マスメディアの連中を呼びまして「もう赤ん坊にミルクを飲ませるな」ということを、言い始めたわけです。それまで、盛んに「ミルクを飲ませろ」といっていた有名な彼が、それまでの発言を否定することをいい出したのですから、大変です。

しかも、ミルクだけでなく「肉も食べてはいけない」というのですから、一大センセーションが起こったわけです。

もともと、牛乳というのは牛のミルクです。母乳と似ているようでも蛋白質や脂肪などの分子が大きいため、なかなか人間には利用できません。ですから、全世界の八〇%の人々は牛乳に対してアレルギー症状を持つのです。特に、日本人をはじめアジア人の成人には、乳糖を消化する酵素がない乳糖不耐性の人がかなりいます。そのため、多くの人が牛乳を飲むと下痢の症状を起こし、あるいは発疹や喘息が起こったり、乳ガンの原因になったりするのです。

もう少し、客観的に考えてみれば、離乳食という言葉は何のためにあるのかということでもあります。動物は赤ちゃんの時期には母親のミルクを必要としますが、離乳期以降は、ミルクを飲むことなどありません。それは人間も同じはずなのです。

しかし、実際には多くの病気が牛乳やチーズと関係があるということがわからないため、離乳期以降も、相変わらず乳製品をとっているのです。牛乳は確かに栄養学的にはほぼ完全栄養食品であり、日本人に不足しがちなカルシウムなどが多いことも事実なのですが、それはそのまま吸収される栄養素ではないのです。逆に、牛乳や乳製品によって、どれだけ多くの人が病気になっているでしょうか。アトピーの原因の一つは学校給食の牛乳なのですが、その学校では牛乳を飲まない生徒は、罰として立たされるというように、私たちにいわせればまさにナンセンスなことが行われているのです。

それだけ、欧米の栄養学がもたらした牛乳信仰には、根深いものがあるのですが、そんなまちがいだらけの栄養常識が、いまもまかり通っているのが、嘆かわしい日本の食と健康を取り巻く状況なのです。そんな典型的な例をいくつか紹介したいと思います。

骨粗鬆症、低血糖症、アトピー、リュウマチ、筋ジストロフィーの本当の原因と治し方

牛乳は骨粗鬆症を悪化させる

日本人の高齢化とともに問題になっている骨粗鬆症という病気は、要するに骨が弱くなってスカスカになるというものです。そして、骨が弱くなれば、骨はカルシウムでできているのだからカル

シウムの多い牛乳を飲めばいいということで、盛んに牛乳が薦められています。その結果、骨粗鬆症が減ったという話は聞きません。逆にどんどん増えてきているのが、実態ではないでしょうか。

事実、牛乳を飲むと、骨粗鬆症はどんどん悪化するのです。なぜでしょうか。

骨粗鬆症というのは、骨からカルシウムやミネラルがどんどんなくなってしまう病気なのですが、なぜなくなるのかというと、血液が酸性になるため、それを中和するミネラル分が必要になるからなのです。そのミネラル分が食事によって得られないときに、足りないミネラル分を体内に蓄積された分、つまりは骨からとってくるというわけです。

なぜ、血液が酸性になるのかというと、日常的に強い酸性のもの、肉や鶏肉、卵、牛乳やチーズ、砂糖、果物などをふんだんにとっている結果なのです。私たちは強い酸性になった血液をミネラルと化合することによって、弱酸性に変え、それを炭酸や水に変えて、体外に排出しているのです。

ところが、酸性の食物に加えて、最近の減塩ブームや、一日に何度もシャワーを浴びたりすることによって、ますますミネラルや塩分が不足していくわけです。同時に、食べ物も飲み物も、甘いものが多いため、塩分をとっても、どんどん中和されてなくなってしまうのです。さらに、農薬のかかっている野菜はミネラル分が半減しているばかりか、お米も精白して、外側にあるミネラル分をみんな捨ててしまうため、ミネラル不足に拍車がかかっているのです。市販の塩も、もともとはミネラル分がたくさん入っていたのですが、ほとんど塩化ナトリウムだけになってしまっているという具合で、ミネラル分が慢性的に足りなくなっているのです。

そうすると、仕方がないから骨に蓄積してあるところのミネラルを使うしかないわけです。骨からカルシウムが失われれば、その結果、さらに骨が弱くなっていきます。その弱くなった骨を強くするためにということで、強い酸性の牛乳をとっていたら、血液はますます酸性化していって、さらにミネラル分が必要になり、骨が弱くなるという悪循環に陥ってしまいます。

私たちは単純にカルシウムが多いから、安易に牛乳からカルシウムをとろうと考えるのではなく、なぜ牛乳の中にカルシウムが豊富にあるのかを考えるべきなのです。ということは、牛乳のカルシウムは何を食べた結果なのかということです。

牛乳にはカルシウムが多いからといって、牛は貝殻や小魚、卵の殻を食べているわけではありません。牧草や野草、穀物、豆などをとっています。牛乳のカルシウムは、それらによってできているのです。豆や野菜でも、大根の菜っ葉や人参の菜っ葉などにはカルシウムが豊富にあります。

そうしたものを私たちもまた、伝統的に食べてきたのです。ですから、牛乳や砂糖などをとらなかった時代には、骨粗鬆症などは誰一人としていなかったのです。

アメリカもその誤りに気がついて、現在栄養学が変わりつつあります。すでに、日本は五年近く遅れているのが現状なのです。

低血糖症には甘い野菜の煮汁を

甘いものに関する現在の日本人の嗜好を見てきて、びっくりすることは、実は男性女性を問わず、日本人のおよそ六〇％以上の人が低血糖症であるという事実です。その原因は膵臓が悪いためですが、膵臓は体の中心にあって、インシュリンと反インシュリンという二つのホルモンを出していま す。インシュリンの働きは、血糖を下げます。逆に、反インシュリンは血糖を上げます。インシュリンが出てこなくなると、糖尿病になるのですが、低血糖症の場合はインシュリンは何とか出ても、反インシュリンがなかなかうまく出なくなります。

そうすると、どういうことになるかというと、朝、日の出とともに大気が上昇してくるときには、血糖値が上がります。ですから朝は機嫌がいいのですが、午後二時ごろから大気が下がり始めます。それにつれ、血糖値が下がってくると、たまらなく甘いものが欲しくなります。それをとらないと、イライラしたり、鬱病のように塞ぎ込んだり、怒りっぽくなったり、気分にムラがあって疲れてくるのです。

そのとき、甘いものをとると、血糖値は再び上がって、一時的に良くなります。ところが、通常そういうときにとるのは、アイスクリームやチョコレート、菓子などの、要するに単糖類です。それらの単糖類は消化されやすいブドウ糖の形で、すぐに血液に吸収されるため、血液中の血糖値は著しく高くなります。このとき、血液中の血糖値を下げる働きを持つインシュリンが分泌されるのですが、急激な作用は行き過ぎた効果を生み、あっという間に発散されて、再び血糖値が下がってしまいます。ですから、一時間もすると、また疲れてイライラしてくるといった具合で、気分がハイになったり、落ち込んだり、その落差が激しくなるのです。

　そして、夕方になりますと、家に帰っても疲れ切っていて、食事なんかつくる気がしないので、仕出しやコンビニ弁当ですますことになります。そこにまた甘いもの、砂糖などがいっぱい入っています。結局、次から次へとそういうものをとるという悪循環に陥るのです。そして、夜になると、今度は手足が冷たくてなかなか眠れない。それが低血糖症です。

　そうした症状が毎日起こるのですが、低血糖の状態のときに、人から何か言われたりすると、カーッとなったり、泣いたり、心が激しく揺れることになります。実は、それがアメリカ人の離婚の最大原因なのです。

　アメリカではほとんど七〇％以上の人が低血糖症にかかっていますが、日本でも大人の六〇％は低血糖症だといってもまちがいではありません。ですから、日本でもアイスクリーム、クレープその他、甘いものを食べさせる店がいっぱい増えています。弁当にしても、お惣菜にしても、みんな甘い。私が日本にきて、一番困るのはあまりにいろんなものに砂糖が入ってしまっていることなのです。ヒジキにはまさか入っていないだろうと思って、注文すると、ちゃんと砂糖が入っています。

煮しめ、漬物など、およそあらゆるものに砂糖が入ってしまっています。

そういうものをとっていると、ますます糖尿病か低血糖症のどちらかになってしまいます。そうならないためには、単糖類ではなしに、多糖類のものをとらなければなりません。例えば穀物や甘味のある野菜などから糖分をとっていくということをやらなければならないのです。

事実、低血糖症は簡単に治るのです。甘い野菜、カボチャ、ニンジン、タマネギ、キャベツ。この四種類の野菜を刻み、三〜四倍の水を加えまして、二〇分から三〇分間、煮ていると、甘い汁ができます。その甘い汁を毎日毎日、一、二杯ぐらい飲むのです。そうすると、そこから甘味をとっていますから、他の甘いものがあまり欲しくなってきます。一カ月もすると低血糖症がすっかり治ってしまうとともに、非常に気分が楽になってきます。その後は、もう甘い煮汁は止めていいのですが、その間、玄米や野菜を良く噛んで食べます。そうすると、どんな低血糖症も二カ月もすれば、すっかり治ってしまうのです。

アトピーは皮膚からの排泄

近年、日本では子どもたちのアトピーが異常に増えて、小学生の五〇%近くがアトピーや何らかのアレルギー症状に悩まされていますが、私たちが小学生の時代にはアトピーの子など、誰一人いませんでした。

アトピーは、戦後、占領軍の上陸とともに入ってきたところの食生活、ことにミルクと砂糖が引き金になっています。それを文部省や厚生省が学校給食によって進めて、強制的に子どもたちに飲ませた結果、子どもたちの体が蝕まれてしまったのです。

問題は、そのような世の中の間違ったことを、いかにも進んだ素晴らしいものだと思って取り入れ、真似をする。その気持ち、心そのものが間違っているため、何が本当にいいのか、何が悪いのかという判断ができなくなっていることなのです。

アトピーに関する研究では、日本ではアトピーの発生が秋生まれの子どもに多く、地球の裏側のブラジルでは逆に春生まれの子どもの多いことから、アトピーは紫外線の量と関係するのではないかという説が新聞で紹介されていました。

アトピーの原因となるものについては、第三章でも説明していますが、なぜ、日本では秋に生まれた子どもに多いかというと、それは夏の間にとってきたもの、要するにフルーツだとか砂糖、冷たい飲み物、アイスクリームなどが秋になって、だんだん冷たくなってくると排泄されます。そういう外に出さなければいけないものを、皮膚を借りて排泄するわけです。

それがアトピーですから、その同じ現象が四季が逆転するブラジルでは春に起きてくるわけです。それは、紫外線の量ということよりも、その前の季節に何を過剰にとったかが問題になるのです。

同様に、春に風邪を引いたり、あるいは秋に流行性感冒にかかるのも、例えば春の場合、冬の間にとった動物性食や塩気の多いものなど、陽性のものを春に適応するために排泄しなければならないため、咳や熱、頭痛などの風邪の症状になって発散されるわけです。つまり、新しい季節に適応するための調整作用なのです。

秋の風邪の場合は、夏から秋の冷たい気候に適応していくために、体を陽性にしていかなければならないため、夏にとりすぎた清涼飲料水や果物、アイスクリームなど、陰性のものを排泄しているのです。それが風邪などの形で現れるのです。

リュウマチは穀物や野菜を食べれば治る

マクロビオティックでは、私たち人間は食べたものになるという言い方をよくします。私たちは毎日食べている食物の栄養素や陰陽のバランス、波動に影響されているのです。

ニワトリの好きな人は、毎日のように鶏肉や卵を食べています。そうすると、だんだん手の指や足が、かじかんだようになってきます。アメリカにはチキンの好きな女性が、いつしか腰をかがめるようになり、目を大きく見開き、口を尖らせて「カッカッカッカッ」と、文句をいっているように話す姿をよく見かけるのですが、英語では彼女たちのことを「ヘン・ペッキング」といいます。ヘンというのは雌鶏、ペッキングというのは嘴《くちばし》でつっ突くこと。

特に、リュウマチはユダヤ系の女性に圧倒的に多く見られます。それは彼女たちは、子どもがちょっとでも風邪を引くと、風邪薬の代わりにすぐにチキンスープを飲ませるからなのです。何かというとニワトリを食べていますから、彼女たちは四五歳以上になると、だんだん手足がニワトリのようになってきます。それがリュウマチという病気です。ですから、リュウマチを治そうと思ったら、肉や卵、果物、砂糖を食べるのをやめて穀物や野菜をとるようにすれば、縮んでいた筋肉や硬かった部分が伸びて、きれいに治ってしまいます。

アメリカでは六人に一人、人口の約一六％の人がリュウマチに悩んでいますが、いまも原因不明とされています。何かウイルスが関係しているのではないかとか、神経的な病気ではないかといわれているのですが、なぜか食べ物と関連づけて考えようとはしないのです。

日本人は、よく魚に似ているといわれます。それも大きな魚ではなく、群れをなして泳ぐ魚です。そんな日本人によく見られるのが、病気というわけではありませんが、椅子に坐ったとき、知らないうちに膝を細かく揺する貧乏揺すりなのです。

なぜ、膝を揺するのでしょうか。一体、どういう生物がこうした特徴をもっているかということを考えたとき、動物はこうしたことをやりません。水中にいる魚は、いつも静止した状態のときに尻尾を振っています。魚をたくさん食べると、翌日には知らず知らずのうちに貧乏揺すりが出てきます。その意味でも、魚をよく食べる日本人は魚によく似ているわけです。

筋ジストロフィーの原因は動物性蛋白質のとりすぎ

筋ジストロフィーは筋萎縮症といわれ、筋肉が徐々に衰えて手足が細くなり、やがて歩けなくなる病気です。原因不明で治療法がない難病といわれていますが、この病気も原因となる食べ物を改善することによって治すことができます。

実際に何例も治していますが、その一つにカナダからやってきた家族がいました。七〇近い父親が筋ジストロフィーで、脚が細って歩けないため、母親と息子夫婦に付き添われ、車椅子でやってきました。

父親の話を聞きながら、私は家族のみんなにこう言いました。

「車椅子に坐っているお父さんは、一体何に見えますか?」

不思議な顔をして、みんなが父親を眺め始めました。

「人間に見えますか。牛に見えますか。サルに見えますか。あるいはニワトリに見えますか」

そういうと、息子がボソッと「ニワトリみたいだ」といったのです。

その後、母親も「ああ、あなたチキンだわ」と言って、気がついたのですが、ニワトリは脚に肉がありません。

筋ジストロフィーと診断されると、筋肉は蛋白質や脂肪でできているため、医者からニワトリや肉を食べて栄養をつけなければならないといわれるのです。その父親はもともとチキンが大好きで、毎日のように食べていたのですが、筋ジストロフィーになり、医者にかかってからは、さらに肉や卵を食べるようになったのです。

ところが、動物性蛋白質をとったからといって、筋肉がつくわけではありません。人間の筋肉をつくるのは、発生的に見ると、穀物や野菜や豆類などであり、動物性のものはほとんど必要ありません。むしろ、動物性のものを食べると、逆に筋肉は退化し、弱くなっていくのです。

私は彼らにそうしたメカニズムとともに、玄米中心の食事をすることで、筋ジストロフィーは治るのだということを説明しました。半信半疑のようでしたが、他に考えつく方法はすべてやりつくしていたため、最後の手段として彼はマクロビオティックの標準食を六カ月間、続けたのです。ところが、六カ月たつころになると、車椅子なしで歩けるようになり、一年後には長年悩まされた筋ジストロフィーの症状が消えてしまったのです。

人間の歯の構造からも、マクロビオティックが最適だとわかる

現代人を悩ます様々な問題は、基本的にマクロビオティック食によって解消できることは、これまで再三指摘してきた通りです。

それは、この食事が人間が本来とるべき食物構成上、もっとも理にかなっているためです。

フランスの啓蒙思想家のルソーは、人間は草食動物と同じ平らな歯を持ち、腸もまた肉食動物のものとは異なるとして、自ら菜食主義を実践していましたが、中でも日本人は伝統的に穀物や野菜など植物性のものを食べてきたため、肉や乳製品など動物性のものを食べてきた欧米人に比べて、腸が長いことで知られています。学校でも、そう習ってきたと思います。

地球上の動物の食性は、本来その動物が持っている歯の形態によって規定されています。肉食のライオンやトラは肉が食べやすいように尖った歯しか持っていません。逆に、草食の象やキリン、サイなどは草を植物を食べやすいような平たい歯しか持っていないのです。

雑食性の人間の場合は、どうなっているでしょうか。

三二本ある歯のうちの二〇本（六二・五％）が、穀物をくだく臼の形をしている臼歯。

八本（二五％）が、果物や野菜などをガブッと噛み切るための門歯。

四本（一二・五％）が、肉食の動物が持っているような尖った犬歯。

という三種類で構成されています。

この歯の構成から見ても、人間はもともと穀菜食に、ときどき肉や魚を食べるという食性を持って、この地球上に存在してきたということがわかるはずです。マクロビオティック食は、この割合にかなった構成になっています。

しかも、アメリカの最新の栄養学の常識では、肉はとる必要はありません。動物性蛋白質に代わるものとしては、日常的に穀物、野菜、豆類、海草、果物や種子類などを適切に組み合わせ、それらを少量の油、塩、味噌、醤油、香辛料、甘味その他の調味料を使ってとることで、十分に健康を保つことができるのです。あとは、好みで週に一、二回の魚介類、月一、二回の動物性食品をとればいいのです。

マクロビオティックの食べ方は、次の四段階に分かれます。その基本は、良識ある判断力による食物の組み合わせと調理の仕方にあります。

(1)病気を克服する食べ方

これは、例えば「なぜ、ガンが発生したのか」を理解し、その原因となったものを排除し、修正するための食べ方です。この場合は、同時に心の持ち方やライフスタイルの改善、軽い運動なども必要になります。

(2)社会活動をするための食べ方

人とのつきあいを円滑にするために、ときには動物性のものやサラダ、果物、香辛料なども多少はとってもいいという考え方による、少し幅広い食べ方です。

(3)精神的、霊的な進化を遂げる食べ方

霊性を高め、心を成長させていくために、玄米菜食を基本に動物性のほとんどをとらず、調理方法にも十分な配慮を必要とする食べ方です。

(4) 自由な食べ方

これは本能、直観によって、自由に選んで食べるという食事の仕方です。ある程度の経験を積んでくると、仮に悪いものを食べたときには、その毒を中和するものを体が求めて食べるようになり、やがて悪いものは本能的に食べなくなります。

これらすべてがマクロビオティックの食べ方なのです。

マクロビオティックの基本的な原理や方法をつくった桜沢如一、さらには彼が多大な影響を受けた石塚左玄の教えにこだわるあまり、「桜沢先生の教えだから」とか、あるいは「マクロビオティックの基本は、こうだから」といって、それが唯一絶対であるかのように、他人にまで押しつけ、自分自身でも堅苦しさを感じるようでは、マクロビオティック食の美味しさを味わうことはできないのではないでしょうか。

私たちを取り巻く様々な環境は、時代によって微妙に変化しています。あるいは、個人個人でその条件がちがっているのです。あまり堅苦しく考えずに、あくまでも良識の範囲を逸脱せぬよう気をつけながら、自分なりの食べ方を見つけ、後は毎日の食卓を、楽しくにこやかなものにすることができれば、自然に健康になり、心が成長を遂げ、その想いが実現していくはずなのです。

その意味では、何でも美味しく食べられる楽しい食卓こそがマクロビオティック食を理解し、その本質に到達するための第一歩ということになります。

第七章　あなたにもできる久司マクロビオティック

顔でわかる、食生活と健康状態

人間の顔というのは、もともとお米のような格好をしています。しかし、その顔も良く見比べてみると、長い間に微妙な変化を遂げてきていることがわかります。

まず、もともと眉毛は長くてなだらかなカーブを描いていたのですが、最近は短くて、キッと吊り上がった眉の人が増えています。よくいえば男らしい、劇画の主人公のようでもありますが、実際にはキツイ、凶暴な印象を覚える人が少なくないと思います。これは動物性食品のとりすぎで神経組織が硬化し、消化器が短くなったために起こってきたものです。逆に、眉毛の下がった優しい感じの人は、野菜を多く食べている人なのです。

改めて、最近、目立つようになった顔の特徴を一つずつ検討してみることにしましょう。

⑴短くてつり上がった眉

眉毛の角度は、母親が胎内に子どもを宿しているときに、どういう食事をしていたかによって決まってきます。動物性食品、肉をたくさん食べていると、キツイ眉の子どもが生まれてきます。その角度は、食物のとり方によって、わずか一代で変わってしまいます。

(2)眉間の縦じわ

一本だったり数本だったりといろいろですが、眉間に縦筋の入っている人がたくさんいます。これは一般に肝臓の悪い人に多く見られる特徴です。原因は食べ過ぎ。動物性の食物や脂肪分、アルコール分の摂取過剰で、早晩肝臓病になるケースが少なくありません。

(3)三白眼

目は、黒目が上に上がっている、いわゆる三白眼の人が増えてきています。赤ん坊のつぶらな目を見ればわかりますが、生まれたとき黒目は下にあります。大人になると、普通真ん中にあるのですが、死ぬときには黒目が上に上がります。そのため、死を暗示する三白眼は東洋の観相では凶相といわれているのです。

(4)鼻の肥大

鼻の先が赤かったり脹れている人がいますが、こうした特徴は心臓が弱い人に多く見られます。原因はコーラやアイスクリームなど甘いもののとりすぎ、果物のとりすぎ、酒の飲みすぎです。

(5)目の下のたるみ

瞼が脹れているのは、水分、脂肪のとりすぎによって、腎臓に障害のある人に多く見られる特徴です。

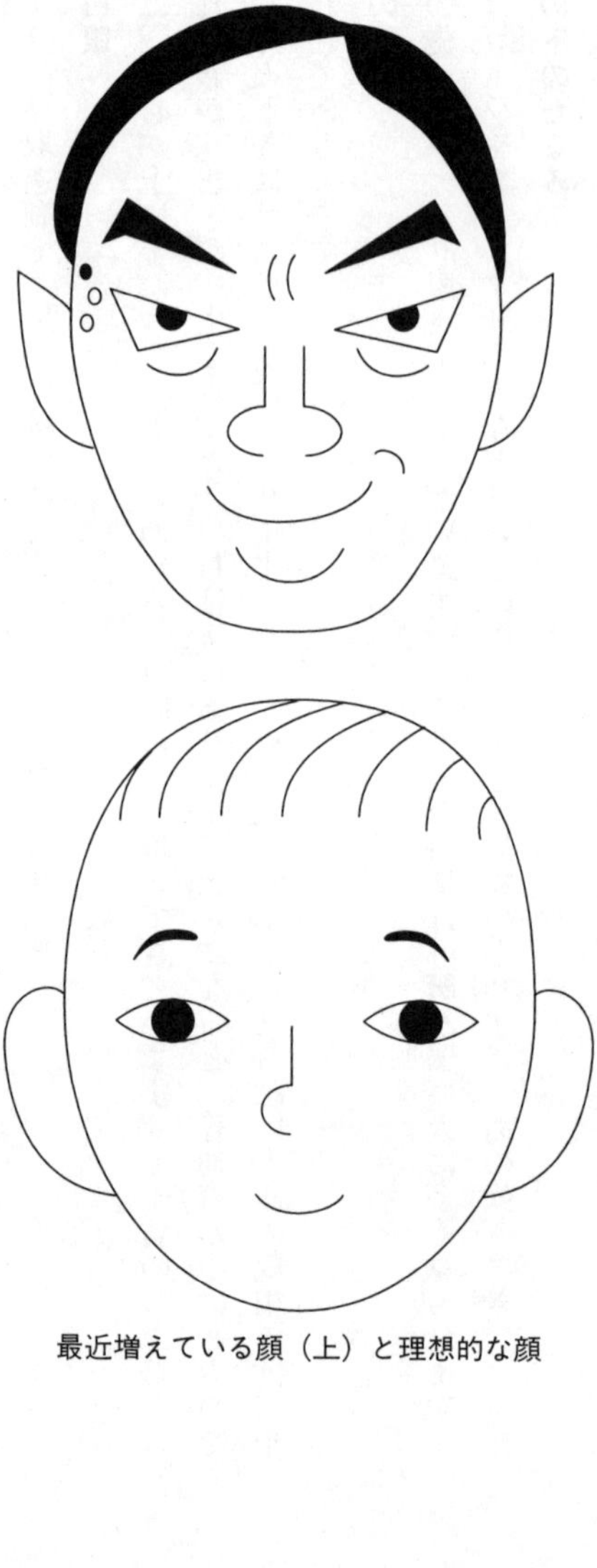

最近増えている顔（上）と理想的な顔

(6) ソバカス

ソバカスやシミなどがいっぱい出ている人がいます。ソバカスというのは、体内から排出されたものが皮膚に出ているのです。砂糖や蜂蜜などの単糖類を多量にとっていると、その糖分が排出されて黒くなります。ちょうど砂糖を煮詰めていくと、茶黒くなってくるのと同じことです。ですから、子どもたちが糖分をたくさんとると、排出された糖分が太陽光線に当たって、ソバカスになって出てくるのです。それを太陽が原因のような話にしているだけなのです。

(7) 大きな口

元来、口の大きさというのは、小鼻の幅と同じ大きさでなければいけません。例えば、ルネッサンス時代の絵やギリシャ時代の彫刻を見ると、みんな小さな口をしています。日本の浮世絵を見ても、小さい口をしています。ところが、最近は口の大きい人が圧倒的に多くなっています。なぜ、口が大きくなったのでしょうか。

胎児は母親の胎内で、まず顔の部分が右左からだんだん収縮して寄ってくることによってできてきます。鼻ができ、口ができてくる、このとき収縮する力が足りなかったり、左右がくっつかないと兎唇になって残ったり、縮まらないまま、口が大きくなります。その力が足りない原因は、ミネラル分の不足にあります。

農産物も無農薬のものを食べていればいいのですが、農薬のかかったものはミネラル分が激減してしまいます。しかも、日本政府がイオン交換膜法による精製塩を専売にした時代が続きました。精製塩はほぼ塩化ナトリウムだけで、天然塩に比べて、他の微量なミネラルは無に等しいのです。あるいは、食物を精白することで、現代の食物はお米にしても玄米の外皮に含まれているミネラルその他の栄養素が、みんな除かれているわけです。

おまけに、砂糖や牛乳、コーラなどの清涼飲料水、ジュースを飲むことによって、余計にミネラル分が不足します。その上、毎日シャワーを浴びたり、お風呂に入ることによって、さらにミネラル分が体から失われていくために、生まれた子供の口が大きくなるのです。ミネラル不足のため、引き締める力が足りないわけですから、体の抵抗力そのものも弱いということになります。

(8) 尖った耳

本来、私たちの耳は目の高さから始まって、口の高さまで耳たぶがあり、全体的に大きくなければいけません。ちょっと誇張していますが、仏像の耳はそういう形をしています。ところが、最近の人の耳はそうではありません。だんだん耳の位置が上に上がってきて、先端が尖ってきています。しかも耳たぶがなくなってしまっているのです。

こういう耳は、動物の耳に似ています。特に、虎や狼などを見てもわかるように、肉食をしていると、このような尖った耳になります。人間もまた、肉食を続けていると、尖った耳の子どもが生まれてくるのです。

しかも、動物性食品のとりすぎとミネラル不足によって、心が狭くなりがちで、腎臓が弱い傾向があります。

(9) 禿げ上がった頭

昔は、それほど頭の禿げた人は多くなかったのですが、最近は禿の人が増えています。なぜ髪が抜けるのでしょうか。髪の毛を木にたとえると、水をたくさんやり過ぎると、洪水が起こって木は倒れてしまいます。同じように、髪の毛は水気が多過ぎると抜けてしまいます。水気というのは、果物や水分のとりすぎ、コーラや湯茶、アルコール類のことです。

もう一つの原因は逆に、水分が足りない場合です。砂漠は乾燥しています。そういう場所には木は生えません。要するに、土壌が乾燥して固くなってしまっても良くないということです。固くなる原因は、塩分が多すぎたり、卵や肉などの動物性のものをとることによって、頭部の皮下脂肪が増えて、皮膚による排出現象が起こってこないため、髪の毛が抜けるのです。

つまり、脱毛には二つの原因があって、水分のとりすぎによるものの場合には、額の端のほうから徐々に禿げてきます。動物性の食品のとりすぎによるものの場合は、頭頂部から円く禿げてきます。

(10) ふくれた唇

下唇の状態は腸の状態と、密接に関わっています。腸の機能が順調な人の下唇は、引き締まっています。まちがった食生活のため、腸が膨張してくると、下唇が脹らんできます。特に、陰性の食べ物、果物、ジャガイモ、砂糖、脂肪の多いもの、水分などをとりすぎると腸も下唇も膨張します。

その他、口の下の顎の部分が脹れている人は、男性の場合は前立腺が脹れているために、少しずつセックスの力が弱くなってきます。特に、固くなっている人は、ここに脂肪が固まっているため、男性の場合には、前立腺ガンが発生する可能性があるか、すでに発生しているかもしれません。

女性の場合、下顎の部分が脹れている場合には、子宮や子宮経口の部分がゆるんでしまっています。水気が多かったり、脂肪分がいっぱい溜まっているのです。そのため、こしけや下り物などが多くなります。この部分が固くなっているならば、子宮や子宮の出口のところにガンや腫瘍が発生しつつあります。

あるいは、額に水平に走る深い筋は、水分の過剰による膀胱と腎臓の不調、脂肪の過剰による腸の衰弱を意味し、顔と首の肥満は動物性食品と水分の過剰であり、全般的機能の低下を表しているというように、顔のいろいろな部分に現代人に顕著な傾向が現れています。

その結果、もともとしわや弛《ゆる》み、禿げなどのないバランスのとれた人間の顔が、最近ではすっかり変わってきているのです。そのつもりで、世の中を見回してみると、例えばワシントンやクレムリン、日本では霞が関・永田町といった権力の周辺部分には、そうした人種が増えてきているのではないでしょうか。

言葉を換えれば、本来の顔は豊かな自然の中で生きていた原始人の顔。それに対して、最近の顔は近代の高等教育を受けた文明人の顔ということもいえるかもしれません。しかし、両者の顔をよく見比べてみると、実は前者が天使で、後者は悪魔に似ていることがわかると思います。

ということは、もともと人間は天使だったのです。それが、だんだん悪魔の顔に近づいてきて、近年はその傾向に拍車がかかっているのです。自然を無視して環境汚染を続け、次々と病気になり、他人と争い、犯罪を増やしているのですから、まさに悪魔の仕業であって何の不思議もありません。

そんな悪魔の世界は、当然のごとく、暴力を振るう者、権力を握っている者、司法を牛耳っている者、金のある者――要するに一部のパワーエリートが世の中を支配します。この悪魔の世界を天使のものに変え、健康と平和な世界を実現する唯一の方法は、現代人を悪魔に変えた原因である食物を、天使の食べ物に変えていくことなのです。

悪魔の社会に対して、私たちは人間というものはどうあるべきなのかを大切にします。つまり、人間の住む世界というのは、まず健康で平和を愛する心を持っていなければなりません。そして、一部のエリートが支配するような社会ではなく、みんなが幸せになり、みんなが仲良くなれる社会。白い人も黒い人も黄色い人も、みんな兄弟姉妹としてお互いに手をとっていけるような社会でなければならないのです。

日本の伝統食が世界を救う

私たち日本人は、世界でもっとも素晴らしい、エネルギーの高い環境に暮らしています。その中で、十分に地の利を生かした理想的な食体系と調理法をつくり上げてきました。そうした伝統に基づいた食生活を送ることによって、自ずから健康で丈夫な体を育み、同時に平和な心や人の誠、恩、和といった精神を培ってきたわけです。

その文化と伝統が戦後、急速に進んだ欧米化の過程で軽《かろ》んじられてきた結果、病気が増え、心の病が増え、世の中の荒廃が進んでいきました。再び、健康と平和を手に入れるために、私たちは日本の伝統的な食生活を蘇らせ、それをアメリカやヨーロッパで教え、さらにアジアの国々やアフリカに教え、全世界の人々に広めていかなければならないのです。

そうすることによって、悪魔の世界が天使の世界に変わっていき、その天使たちがつくる世界一の共同体が、要するに平和な世界あるいはワン・ピースフル・ワールドというものになっていくのです。それは、もはやピラミッド方式ではない、一つの世界であり、そのことによって本当に世界が変わるのです。そのときには自ずから軍隊・軍備というものは、撤廃されることになります。

ということは、将来の全人類の食べ物に関しては、日本人が率先して教えてあげなければいけないということでもあります。それは、現在のあらゆる問題解決の鍵が、実は日本に託されているということなのです。

その日本という国の置かれた環境はアメリカやヨーロッパ大陸ばかりでなく、地球全体を見回しても、極めて特殊だということがいえるのではないでしょうか。日本の特徴を挙げてみますと、まず日本は日本列島という島で成り立っています。周囲を海に囲まれているのですが、その海には南からは暖かな黒潮の流れ、北からは冷たい親潮の流れが激しく動いています。

季節の変化に富み、夏から秋にかけては南から台風が、冬にはシベリアのほうから冷たい寒気団がやってきます。日本列島の下には世界有数の火山帯が走っていて、毎日のようにどこかで地震が起きています。火山が多く、全国至るところに温泉が湧き出ています。

山あり、谷あり、川あり、滝あり、海ありと、日本は狭い国土に実に様々なものがひしめいています。私は世界中を歩いて回りましたが、日本ほどエネルギーの高いところはありません。実際、日本人は活発に行動し、よく働きます。

その一方、精神的には非常に複雑な心理を持っていて、建前と本音を使い分け、敬語や男言葉、女言葉があって、外国人にはわからない表現がいっぱいあります。便利な日本語である「まああ」「どうも」「すいません」など実に曖昧模糊としています。笑い方にしてもハハハだけでなく、クスクスクスと笑ってみたり、ヒヒヒと笑ってみたり、中にはクククとか、ケタケタと笑ってみたり、実に複雑怪奇です。

あるいは、履物にしても日本人の履物というのは、靴があったり、下駄があったり、ワラジがあったり、草履があったりと、欧米の靴やサンダルに比べて単純ではありません。同様に、食べ物にしても非常に複雑でいろんなものをつくり上げています。漬物一つとっても、日本の漬物は圧倒的に種類が豊富です。糠漬けから粕漬け、味噌漬け、塩漬け、醤油漬け等など、およそ何百種類もあります。その漬物は欧米にはほんの数えるほどしかありません。

日本のような複雑な国土、エネルギーの高い国土に育ったところの野菜や穀物は、やはりそれだけ複雑でエネルギーに満ちているのです。

種類ばかりでなく、野菜料理にしても、煮たり、炒めたり、蒸したり、おひたしにしたりと、多種多様な野菜料理があります。穀物の場合も、実に多くの料理の仕方があります。普通の炊き方以外にも、雑炊にしたり、お粥にしたり、寿司にしたり、まぜご飯にしたりと、実に多彩です。

国土の広いアメリカのような国では農業も大規模で、大きなトラクターや飛行機を使って、いっせいにつくります。そういう土地でできる農作物は、大雑把で単純な味を持っています。

例えば、日本には北海道かぼちゃという、非常においしいかぼちゃがあります。あれはもともとクラーク博士がボストン近辺で取れるかぼちゃの種を持ってきて、学生たちと一緒に植えたものです。

もう、ずいぶん前のことですけど、あのおいしいかぼちゃをアメリカで育てようと、種を取り寄せ、学生たちに分けて植えさせたことがありました。一年目は、北海道とまったく同じ素晴らしいかぼちゃができました。ところが、二年目になると、味が急激に落ちてしまったのです。そして三年目には、まったくアメリカと同じものになり、元にもどってしまいました。大きく育つばかりで、味も大味になってしまいます。要するに、同じカボチャでも自然環境によって、全然ちがうものになってしまうのです。

日本のようにエネルギーが高く、複雑な環境であるからこそ、味もまた複雑で、こまやかになるのです。

小豆は伝統的に腎臓病などの治療に役立つことで知られていますが、アメリカでは北海道産の小豆と中国産の小豆とでは、北海道産のほうが三倍高い値段で売られています。しかし、治療効果となると、やはり北海道の小豆のほうがはるかにいいというように、日本でできるいろんな野菜や野草、穀物は病気を治す場合に、非常に役に立ちます。

逆に、アメリカやヨーロッパのものがあんまり役立たないのは、その土地のエネルギーがちがうからなのです。成分を分析してみると、栄養素というのはほぼ似ているのですが、その及ぼす効果がちがってくるのです。

しかし、それだけエネルギーに満ちた環境にありながら、現在の日本および日本人がその環境とエネルギーに相応しい役割を演じているかということになると、大きく首を傾げざるをえなくなります。いまの日本社会を厚く被っているのは、スキャンダルや暴力事件等など暗い話題ばかりであり、人々の意識も行動様式も旧弊を打破するだけのエネルギーもなく、活気のないことなかれ主義と横並び思想ばかりが目につきます。

どうして、こんなことになってしまったのでしょうか。

食の変化は病気の治りにくい体を生んだ

日本の平和憲法の前文には、次のように書かれています。

＜日本国民は恒久の平和を念願し、人間相互の関係を支配する崇高な理想を深く自覚するのであって、平和を愛する諸国民の公正と信義に信頼して、われらの安全と生存を保持しようと決意した。われらは、平和を維持し、専制と隷従、圧迫と偏狭を地上から永遠に除去しようと努めている国際社会において、名誉ある地位を占めたいと思う。われらは、全世界の国民が、ひとしく恐怖と欠乏から免かれ、平和のうちに生存する権利を有することを確認する。

われらは、いずれの国家も、自国のことのみに専念して他国を無視してはならないのであって、政治道徳の法則は、普遍的なものであり、この法則に従うことは、自国の主権を維持し、他国と対等関係に立とうとする各国の責務であると信ずる。

日本国民は、国家の名誉にかけ、全力をあげてこの崇高な理想と目的を達成することを誓う〉

世界に誇るべき平和憲法を持つ日本は、残念なことにこの憲法を懸命に曲解して、防衛のための軍隊を持ったり、アメリカに迎合したりと、国としての一貫性を欠き、何か問題が起こるたびに平和憲法をめぐって大騒ぎを繰り返してきました。

私が残念に思うのは、軍備の有無ではなく、もっとも大事にしなければならない憲法の精神を、国のリーダーシップを握らなければならない人々が、懸命にないがしろにしようとしているように見えることです。その結果、せっかくの平和憲法が世界の国々に対しても、ほとんど何の影響力も及ぼすことなく、ただの〝象徴〟やお飾りになっているのです。

同様に、戦後、食に限らず日本の伝統的な文化がほとんどすたれていったのも、そうした事情と無縁ではありません。それが日本民族の在り方を真剣に問うことなく、欧米文化に迎合していった、当然の帰結なのです。

本来、大切にしなければならないにもかかわらず、扱い方に困って、便利な〝象徴〟の立場にしてしまったものの一つが、皇室の在り方ではないでしょうか。各国には、その国の中心になる理念なり、伝統なり、国の柱となるものがなければなりません。ところが、平和憲法、伝統文化、皇室、そのどれもが、形だけの存在とされているのですから、国が方針を失い、社会が乱れるのは仕方のないことなのかもしれません。

日本には、昔から新嘗祭《にいなめさい》、神嘗祭《かんなめさい》、大嘗祭《だいじょうさい》があって、収穫した米を神様に捧げる儀式と伝統があります。そうした儀式があるからこそ、天皇も自ら田植えをし、真夜中に一人で神様の食事を食べて、豊穣を感謝するのです。そして、日本民族そして全世界の人の幸福、健康を祈るという、これが歴史的に見た本来の天皇の仕事なのです。

昭和天皇の場合までは、この伝統がしっかり継承されていました。いまも、儀式としてはずっと続いているのだと思いますが、実際の生活の中では形骸化しているのではないでしょうか。例えば、明治天皇は玄米を食べていましたから、昭和天皇もそれにならっていたのですが、終戦後、庶民が白米を食べるようになると、「天皇に玄米を召し上がっていただくなどあまりにも恐れ多い」と周囲の者がいい出して、白米に変えようとしたことがありました。そのとき、昭和天皇は「これは、昔からの伝統です」といって断ったのですが、その後も熱心にいうお付きの者のいい分を聞いて、結局、五分づき米に麦を混ぜて食べていたといいます。

皇室の食事さえ変わってしまったというあたりに、戦後日本の食の変化が象徴されています。それを考えれば、他の様々な伝統的な風習や行事が消えていったのも、当たり前のことなのかもしれません。

昔はどこの村にも鎮守の社《やしろ》があって、お米ができたらお祀《まつ》りして、それをみんなで食べたり、お餅をついて本殿に供えたりといった風習が残っていました。あるいは、四季折々に春の七草から秋の七草、五月のかしわ餅、年越し蕎麦までいろいろあって、食物の大切さ、自然との調和を実感できるような行事が残っていたのですが、いまやそのすべてが意味のない風習、あるいは季節の目玉商品と化してしまっています。

確かに、季節にかかわりなくバナナもアイスクリームもいつでも食べられます。しかし、それと並行して病気や暴力その他の社会的な問題が、日本でも増えていったのもまた事実です。

クリスマスやバレンタインデーなどには、ケーキやチョコレートそしてプレゼントがつきものですが、そうした商売と結びついたものが盛んになる一方で、日本の風習や伝統が疎かにされ、自信を持って日本の良さを語り、国を愛する心を持つことが、ダサイとされたり、右翼にされてしまいます。そんな不幸な時代を、私たちは生きているのです。

この現状は、何とか打開しなければなりません。

単純に昔に戻れとはいいませんが、できるだけ穀物を主食にして、無農薬の野菜や豆、海草類をとるようにし、なるべく肉食は減らす。乳製品もできるだけ減らし、砂糖類も極力減らすようにして、徐々に良いものに変えていくべきなのです。

結局、私たち人類が自然から離れれば離れるほど、健康が損なわれ、その結果、社会全体もまた病んでしまっているのです。

古くから食養によって、病気を治してきた日本綜合医学会会長の沼田勇医博は、戦後伊豆の大仁で玄米菜食を指導。ほとんどあらゆる病気を、早ければ一食、大体三～四日で治したといいます。その食養治療が評判を呼んで、北は北海道、南は沖縄から患者が殺到したそうです。

それが昭和三〇年（一九五五年）から四〇年（一九六五年）になると、四日で治っていたものが、一〇日かかるようになり、やがて二週間、そして一カ月かかるようになり、昭和四十五年（一九七〇年）ごろにはなかなか治らなくなって、場合によっては一年がかりになるようになっていったとのことです。

こうした傾向は、他の鍼灸や漢方医の場合も同様であり、私たちも以前に比べて治りにくい、あるいは治るのが遅いといったことを体験しています。治りにくくなった原因は、農薬を使うようになった食物そのものの変化と、その結果の自己回復力、免疫性の低下、そして近代的な薬、抗生物質、ホルモン剤などの使用といったことの影響ではないでしょうか。

そうした様々な影響、さらに農薬をはじめ遺伝子組み換えなどによる人工的な食物の害を軽減し、排除するためには人工的ではないところの食物をとっていく必要があります。それが原子的なタネから栽培したところの、例えば穀物であり、豆や野菜類なのであり、その代表的なものが古代米なのです。これは古墳の中から発見された数千年前のもので、黒米、赤米などいくつかの種類があり、その特徴は非常に生命力が強く、雑草同様、陸田で育つということなのです。

篤志家の方が、この米の栽培を始めていますが、この古代米を主食にしていくことによって、例えば狂牛病やエイズなどに対する抵抗力がついていきます。いまのところ、食の乱れ、農薬の害、環境ホルモンの害、遺伝子組み換え食品の影響などから私たちの体を守る根本的な解決策は、これらの種子を食べることによって、ＤＮＡを強化するしかないと思います。

そのためにも、良い種子を手に入れなければならないのですが、私たちは古来からの種子が標準となり、有機農業者や加工業者、自然食品店、そして最終的な消費者が、安易に経済的なハイブリッド種子の誘惑に乗らないことを願っています。

個人でやってほしいこと、行政・国でやってほしいこと

以前、ある財閥系企業の重役の方に会ったときのことです。ちょうど、食品に対する放射線処理のことが、話題になっていたころでした。放射線をかけると、じゃがいもなどが発芽しなくなるとともに腐らず長持ちするということで、アメリカでは放射線処理を施した生産物を市場に出そうしていたのです。そうした動きに対して、アメリカの議会を左右する力を持つ医師たちが猛反対をして、阻止したことがありました。

その話が日本でも話題になったときに「そんな危険で、不自然なものは絶対に食べるべきではない」という私の意見に、その重役は「それは程度の問題でしょう」といったのです。

私たちは、レイチェル・カーソンの『沈黙の春』（新潮文庫）の指摘を思い浮かべるまでもなく、すでに数多くの不幸な現実を味わってきています。

もともと、農薬も「どの程度の農薬であれば、害がないか」ということで、致死量ではなく安全量を決めたわけです。その結果、なし崩し的に大量の農薬が使用されるようになっていったのです。放射能処理を施した照射食品も、たとえそれが致死量ではなく微量であっても、危険なものは危険であり、食物を変質させること自体が、すでに自然の摂理に反するまちがったものの考え方なのです。

先に指摘したように、発芽しなくなった食物を食べることで人間が生殖機能を失っていくという関連がわからないのが、ビジネス優先の企業人であり、効率優先の政治家や官僚たちなのです。

世界の大勢は、少しずつマクロビオティックに近い食体系、オーガニック、無農薬のものという方向に動いています。その意味では、日本はすでに五年以上も遅れてしまっています。個人個人では、みんな農薬のかかっているものよりは、無農薬のもののほうがいいということはわかっているのです。また、肉をあまり食べすぎると体に良くないということもわかっていると思います。

個人のレベルではわかっているのですが、それが市や県の行政、あるいは国のレベルになると、できなくなってしまうのです。食品業界には牧畜業者もいれば、食肉業者も養鶏業者もいるだけに、単純にはいかないと思います。しかし、どんなに難しくとも、アメリカが『食事目標』を出しているように、日本でも五年かかろうが一〇年かかろうが、方向だけは高らかに宣言して示してほしいと思います。例えば、県のレベルでは「反核宣言都市」というものがありますが、同様に「わが県としては、こういう方向に持っていくんだ」という宣言はできるのではないでしょうか。

具体的に、その地域なり町の実情にそった形で、一年目はここを治そうとか、次の年は農薬を半分に減らそうというように、徐々に目標に近づけていってほしいものです。

個人レベルでは、マクロビオティック食の基本は伝統的な日本料理ですから、本来であれば日本での実践は必ずしも難しくはないはずなのです。

ところが、戦後は日本の味噌や醤油、その他諸々のものが、ほとんどすべて使いものにならない状態になってしまっただけに、ことはそう単純ではありません。

結局、私がアメリカで農家を一軒一軒説得して回ったように、日本でもマクロビオティックに理解を示してくれる生産者の協力を得て、無農薬、オーガニックの農業を広め、例えば味噌や醤油一つとっても、なるべく農薬を使わない材料を厳選して、長期醸造のものを、特別に生産してもらうようにしていったのです。

梅干しにしても、私の生まれ故郷である和歌山県に行くと、すでに九八％の製造業者のものが天日で干さなかったり、着色をしてあったり、あるいは梅そのものが輸入品であったりで、ほとんど完全なものは求められない状況でした。その中から、ほんの数社を当たって、本来の伝統的な梅干しをつくってもらったわけです。

葛などの場合も、いまでは一〇〇%本物の葛などは手に入らなくなっていて、市販のものはすべてといっていいほど、じゃがいもの粉を混ぜてつくられています。

これでは健康に悪いし、治る病気も治りませんから、マクロビオティックで必要とされる素材は、すべて厳選した純正のものを基本にしなければなりません。

私たちは、こうした一連の出来事および現状から何を学んだらいいのでしょうか。

今日のあらゆる分野の混乱を目の当たりにする私たちは、すでに彼らのやり方やものの考え方、その判断力に依存すること自体が間違いであることを知るべきなのです。私たちは私たちの手で、自らの健康や家庭、環境というものを守って行かなければなりません。

政府が、あるいは科学者などのオピニオン・リーダーが音頭を取るまで待っているということでは、もう手遅れなのです。彼らに頼っていては何も変わりません。そうではなくて、われわれ自身が自らの手で改良していかなければならないのです。

私がアメリカをはじめヨーロッパで展開してきたマクロビオティックの運動は、まさにそうしたやり方でした。その地道な努力が、アメリカの食事改善目標を変えるほどの影響力を発揮してきたのです。その一歩一歩は、決して大きなものではありません。しかし、その努力を続けることでしか、私たちの考える理想を手に入れることができないことも私たちは知っています。

そのために、まず考えられるのは、なるべくオーガニックで農薬のかからない食物を選ぶということです。第二に、その食物をなるべく家庭で調理をするということです。ちょっと見回してみれば、デパートやコンビニの食品コーナーには着色剤できれいな色をした食品や様々な化学調味料、添加物を大量に使用した食品がところ狭しと並んでいます。こうしたものはすべて、マクロビオティックの考え方では避けなければいけないものとされています。

さらに、できるだけ昔のように、家族が家庭に戻っていかなければなりません。そして、女性も男性も一緒になって、家庭料理をこしらえていくべきなのです。家族が協力して家庭料理をつくり、食卓を囲んで食べるという正しい食事の在り方が中心にないと、家庭は崩壊してしまうからです。

全ては「自分の意志一つ」

マクロビオティックの実践に当たって、現実的な問題は必ずしも素材や守るべき原則ばかりではありません。

例えば、私どものマクロビオティックセミナーに参加し、家に帰ってからもマクロビオティックを続けようという男性が、果たして家族の協力を得ることができるのかといった問題に直面します。さらに接待の場やビジネスランチなどがついて回るビジネスの世界で、マクロビオティックを続けることができるのかといった試練の場も待っています。

あるいは、家では玄米を食べていても、外へ行けばいろんな会食の場があって、必ずしも玄米というわけにはいきません。いろいろおいしそうなものも出てきます。その意味では当然、玄米菜食を通せない面も出てきます。

そうした場ではどうしたらいいのか。健康な人にとっては、悩むほどのことではないのかもしれませんが、病気を治したいという人にとっては、深刻な問題です。それは「美食の誘惑にどう対処したらいいのか」という問題でもあります。

それに対する私の答えは「それは自分の意志一つです」ということにつきます。

例えば、私がアメリカでマクロビオティックを始めたとき、玄米などは誰一人、やってはいませんでした。けれども、とにかくみんなに話をして、一人一人に薦めていったわけです。そして、すべての畑には農薬がかかってますから、農家に話をして無農薬のものをつくってもらうというように、一歩一歩歩んできたわけです。要するに、正しいと思ったら、それを貫くという意志の問題なのです。

もちろん、接待やビジネスの場では、しゃぶしゃぶやステーキ、スキヤキなど、肉を食べなければならないような状況も、多々あると思います。その場合は、ちょっとだけ食べて、後はニコニコと、その他の野菜などを食べていればいいのです。

欧米人もアジア人も、しゃぶしゃぶの席ではごく当たり前に「私は肉は食べませんから、肉の代わりに野菜をお願いします」と、断っています。日本だと、変人扱いされてしまうところがないとはいえませんが、ステーキハウスでも焼き鳥屋でも、肉以外のものはたくさんありますから、なぜ自分は肉を食べないのか、病気のためとか、菜食主義だからと説明すればいいのです。ハッキリ自分の意思を示さないでいると、いつまでたっても回りを気にして、食べ物で悩むことになってしまいます。

それは一にかかって本人の意志にかかっています。「私はこういう食事療法をしているんです」とオープンにいえば、それで誰もが納得するわけです。何も本人が気にする必要などありません。案ずるよりも生むが易しというように、マクロビオティックあるいは玄米菜食についてよく学び、自信を持って、逆に相手の人にも薦められるぐらいになりたいものです。

マクロビオティックを実践する人は、大きく分けて病気を治したいためにやる人と、一応は健康である人という二つのケースがあります。

健康な人の場合には、マクロビオティックの標準食をよく理解し、なるべく偏らないようなものをとり、たまにはマクロビオティックでは好ましくないといわれているものもとる融通性があってもいいと思います。ただし、主食である穀物は穀粒であれ、麺類であれ、パンであれ、基本的に毎食とるようにしたいものです。

問題は病気の人の場合です。原則として、マクロビオティックの指導者やカウンセラーの指導を受けなければなりませんが、そういう機会が得られない場合には、まずマクロビオティックの標準食、それもオーガニックのものをとることです。それによって、体内に蓄積された悪いものが排泄されるため、様々な関連現象が起こってきます。

例えば、便秘症状だったのが、滞便が出てきたり、あるいは熱や咳やタンという形で出てきたり、耳垂れが出たり、皮膚に発疹が現れるなど、排泄の形は人によってちがいます。本来バランスがとれていなければならない筋肉や器官に偏りがある場合には、それらが修正されてくることによって起こる痛みが数日間、続くこともあります。

女性の場合には、月経の周期が狂ったり、月経自体が二、三カ月、場合によっては半年も止まってしまうこともあります。そうした症状はすべて、体の修正作用ですから、決してあわてることはありません。標準食を続けていくことによって、やがて自然に消えていきます。

その上で大切なことは自分の病気の原因が何かをよく知ること、および料理の仕方を学ぶこと、家族の協力を得ること、血行を良くするために朝晩、乾布マッサージを心がけること、散歩や軽い運動をすること、快眠快食のために木綿のシーツやシャツを用いることなどです。

さらに、不健康な電磁波を出すコンピューターやテレビ、ファックス、コードレス電話などを遠ざけること。部屋の空気を清浄にするために、緑の植物を配置すること。水も汚染が問題とされる水道水ではなく、なるべく自然水を手に入れ、浄水器を取りつけること。料理器具もアルミのものは避け、ステンレスや土鍋を使用し、火に関しても電子レンジなどの電気器具は使わずに、ガスや田舎であれば炭や薪などにすること。そして、常に積極的な心の持ち方を心がけ、「治るんだ」という意思と「治ったら何をしようか」といった明るい前向きな姿勢、考え方を持つことが大事なのです。

望まれる男女の役割分担と協力体制

古代ギリシアの喜劇作家・アリストパネースの『女の平和』は、当時の不穏な政情を反映してか、女性の性的ストライキによる和平の成功という、猥褻《わいせつ》の仮面の下に痛切な平和への願いを閉じ込めた作品となっています。

アテネの若夫人リューシストラテー（軍を解く女の意）が中心になってアクロポリスの軍資金を押さえ、全ギリシアの女性に男を近づけないように呼びかけて、アテネとスパルタとの和議を成立させるというものです。

最近の政治の世界では〝鉄の女〟と呼ばれるような男性顔負けの政治家も登場しますが、自らを犠牲にして子どもを産み育てる使命を持つ女性は、一般的に男性に比べて好戦的ではありません。ビジネスを優先し、企業の利益や経済効率を追求してきた男性に比べて、女性の場合は母体の安全、子どもの将来といったことを自分のこととして感じざるをえないためか、環境問題や市民運動、有機農法、さらには私どものマクロビオティックに関する問題に対しても、男性以上に熱心です。

旧ソビエトの崩壊によって東西の冷戦構造は消滅したはずであり、いまも平和のための努力が世界を舞台に行われている一方で、地球のあちらこちらで相変わらず戦争が続き、いつ第三次世界大戦が勃発してもおかしくない状況にあります。

戦争のない世界そして平和を願わない国民はいないはずなのに、世界の平和はいつも手に入りそうなまま、いまなお目標であり続けているのが実情です。男性主導、ビジネス優先の時代が続いてきた、その限界が感じられる現代だからこそ、男性の良きパートナーとしての女性の存在が注目されるのです。

実際、特に小さな子どものいる女性たちは、生協運動とか無農薬、有機農法、自然食といった問題に非常に敏感であり、率先して自分たちの食生活に取り入れています。そうした末端の動きが、マクロビオティックの裾野を広げる原動力になっているのです。

その意味では、女性がいかにマクロビオティックを理解してくれるかどうかが、今後の展開を左右する一つの決め手になるのです。

日本の市民運動の歴史を遡ってみても、戦後早い時期に主婦たちが結集してできた主婦連。一九五五年に起きた森永砒素ミルク事件でも、真っ先に立ち上がったのは子どもを持つ母親たちでした。

その後、次第に盛んになっていく消費者運動、環境保護問題などの市民運動を見ても、その中核には常に女性たちの問題意識がありました。最近でも環境問題や農薬やダイオキシン問題に関心を持ち、行動を起こしそうと考えているのは圧倒的に女性が多いわけです。

その一方で、経済を優先して、環境を破壊し、様々な公害をはじめとする問題に目をつむってきたのは、ニッポン株式会社の戦士として、世界中を駆けめぐる日本のビジネスマンたちでした。そんな彼らも、いまやようやく否応なしに国際常識、環境への配慮、企業の社会的貢献、メセナ活動へ目を向けざるをえない企業環境に追いやられているというのが実情なのです。

その意味では、いまこそ男性と女性はそれぞれの立場と役割を自覚して、一致協力していかなければならない、そういう時代がきているのです。

昔から男性は天を、女性は地を象徴するといわれます。

このことは陰陽の原理から見ても、男性の身体のつくりは天から地球の中心部に向かう求心力の働きによってできていることでもわかります。天からの力は男性の脳天（頭髪のつむじの中心）から男性の股間に向かって走る精神経路を下降します。天の力によって、背は高く、胸は平たく、男性の象徴であるペニスは体の外に飛び出しています。もちろん、男性も女性もともに求心力と遠心力の影響を受けているのですが、男性の場合は天の力のほうが優勢なのです。

一方、女性の場合は、地球の自転によって地球の中心から拡散する遠心力が、生殖器の膣と子宮から脳天に向かって走っています。そのため、生殖器は内側にくぼみ、胸は膨らみ、髪は長くなるというわけです。

精神的にも、男性は知と概念的な夢を実現したいという傾向が強く、対照的に女性は身近な美と現実的な秩序を重んじる傾向が見られると思います。

男性的な性質は、やや陽性がかった穀類、豆類、野菜、海草類などを食べ、女性よりやや多めにミネラルをとり、ときに動物性食品をとれば強められます。これに対して、女性的な性質は穀類、豆類、野菜、海草類を、塩分を少なめに、やや軽く料理して取り入れ、ときに果物をとることによって強められます。

男性の特質は肉体的な強さ、観念的知性、社会的活動、勇気、野望、そして夢の実現のためには死をもいとわないという精神に見てとれます。一方、女性の特質は肉体的な柔和さ、感覚的理解、情緒的感覚、日常的奉仕、愛と献身、そして愛と美のためには死をもいとわないという精神に見てとれます。

両者はお互いの不足している面を相補う形で調和しあい、生命を分かちあう運命共同体として、結婚することによってともに暮らし、多くのものを共有し、理想の関係をつくりあげていくのです。

(1)食物の共有

肉体的にも精神的にも、理想の関係を築いていくために、男性と女性はそれぞれの性の特質を考慮しながら、同質の食べ物をとるべきです。つまり、全体の八分の七は同じものをとり、残りの八分の一をそれぞれの特質を保つために変えたほうがいいのです。

例えば、マクロビオティックの食事法では主食は男女とも同じで、ときに男性には魚介類あるいはよく煮炊きした野菜類を、女性には軽く煮炊きした葉の多い野菜あるいは少量の果物を用意することになっています。

このように食事の基盤が共通していれば、男性も女性も同じような肉体や精神の状態を保つことができ、男女それぞれの特質をも維持することができるのです。この同じものと多少の差とによって、調和のとれた肉体的関係と精神的理解を得ることができ、真に夫婦一体となりうるのです。

(2)肉体的関係の共有

食生活をともにしていれば、男女の肉体的な関係は自然に引きつけあい、共通の感覚で結ばれ、より理想的なものとなります。セックスとは肉体の結合を通じて、天の求心力と地の遠心力が一つになることなのです。天と地の力は波動として流れ、火花を飛び散らして合一するわけですが、このとき両者がそれぞれ異なるものを食べているときには情緒面並びに肉体面でしっくりせず、従って引きつけあい、一つになる力にも齟齬をきたし、それが性的不一致の原因となります。

(3)経済の共有

金銭や物質面を含めた家計を夫婦がバラバラに管理しているのでは、理想的な結婚のあり方とはいえません。一家の生計はそれぞれの仕事や社交面での出費を除いては、両者のどちらか一方、ふつうは妻に完全な信頼をもってまかされるべきものです。その信頼こそが夫婦の一体感を支えるものとなるからです。

(4)家庭、親類、友だちの共有

結婚すれば、男女はそれぞれ相手の両親、兄弟姉妹、親戚の人たちを自分自身の両親、兄弟姉妹、親戚と思わなければなりません。自分の実の家族に与えるのとまったく同じような愛と尊敬を、相手の家族に与え、お互いの友人たちを尊重しあわなければなりません。

(5)夢の共有

どんな人の人生にも一つの目標があり、夢があります。結婚すれば、互いに同じ夢を分かちあえるような関係でありたいものです。

夢を実現していく方法や努力の仕方は、男性と女性では異なっているかもしれません。そうした相違は、男性は男の立場から、女性は女の立場から、夢の実現のためにお互いに認めあわなければなりません。

しかし、自分たちだけのスウィートホームをつくり、子どもに最高の教育を施し、裕福さと社会的なステイタスを求めるという感情的な夢は、理想のカップルが生涯を通じて追求する夢としてはあまりに小さすぎます。そのような現実的な夢はある程度まで実現されると、二人が一緒に生きることの意味が失われ、次第に協力して生きていくことができなくなってきます。

自分たちの経験と英知、たゆまぬ探求心によって、男女は感情的な満足から知的で哲学的な目標達成へと、その夢を育み、社会のための永遠の夢へと自らを高めていかなければなりません。こうした夢を育んでいけば、二人の関係は倦怠に陥ることなく、幸せな結婚生活がいつまでも続いていくはずなのです。初めて一緒に暮らし始めたときには、肉体的、感情的なつながりだけで満足できた結婚生活も、二人の成長とともにより高い目標を共有しない限り、二人の関係も満足できないものになってしまいます。

崇高な夢は男女が力を合わせなければ達成することはできません。そして、男女が同じ夢を思い描き、心を一つにしてゆくならば、夢は必ず実現するとともに、二人の関係もまた永遠の魂レベルでの結びつきへと高められていくことになります。

私たちが目指すべき理想の世界は、手の届きそうなところに見えています。しかし、現実には私たちのマクロビオティックの運動は、第四章で問題にした平和への五つのステップの第一の段階に止まったままであることも確かなのです。

特に、日本における展開は第一のステップのほんの入口でしかないというのが、実情でもあります。その意味では、マクロビオティックの実践を通してやるべきことは少なくありません。それでも、現代の様々な問題を解決する糸口は現代人がないがしろにし、すっかり変質してしまった伝統的な食をもとにもどすことによってしかありえないのです。

環境問題も同じですが、汚れた環境を浄化し、かつての豊かな自然を呼びもどすには、自然を破壊し、環境を汚してきた長い年月と同じだけの時間が必要になるのです。現代の乱れた食生活を人間本来のマクロビオティック食へ変えるには、やはり長い年月が必要なのかもしれません。

しかし、私たち人類はそれほど長い時間をかけている余裕はありません。いかに、その時間を短縮することができるのか。それはマクロビオティックをよく理解し、実践する一人一人の想いと地道な努力による啓蒙以外に手段はないのです。

それを、決して肩肘張らずに、遊びの精神を忘れず、楽しく実践していくことができれば、素晴らしい未来を私たち人類そして地球のものにすることができるはずなのです。

	日曜日	月曜日	火曜日	水曜日	木曜日	金曜日
7：00		体操	体操	体操	体操	体操
8：00		朝食	朝食	朝食	朝食	朝食
9：00						
10：00		料理講座1 実習 昼食	料理講座2 実習 昼食	料理講座3 実習 昼食	料理講座4 実習 昼食	意見交換
11：00						
12：00						昼食
13：00						
14：00		講座2	講座4	講座6	講座8	まとめ、解散
15：00	受付					
16：00	オリエンテーション	健康相談1	健康相談2	健康相談3	健康相談4	
17：00						
18：00	夕食	夕食	夕食	夕食		
19：00					ディナーパーティー	
20：00	講座1	講座3	講座5	講座7		
21：00						
22：00						

マクロビオティック・セミナー日程表

あとがき

近年の日本は、破竹の勢いで世界の経済や政治の表舞台に登場し、一時はアメリカに次ぐ経済大国とまでいわれた時代がありました。しかし、バブル崩壊後の今日、そんな時代が嘘のように自信をなくしたまま迷走を続けています。

そんな日本ですが、いまもその時代の名残りは至るところに見てとれます。

その一つが豊かな社会や飽食の時代がもたらした病気の増加であり、社会的な荒廃からくる暴力行為、少年犯罪の多発ではないでしょうか。

いわゆる欧米型の食事がいかに病気を増やしたかは、本書でも再三指摘してきたように、様々なところで追究されています。

アメリカ上院のマクガバン委員会で証言したイギリス王立医学会議のヒュー・トロウエル博士は、イギリスの植民地であったアフリカ諸国に顧問医師として在勤。デニス・バーキット博士とともに食物繊維の研究で有名な人ですが、彼は食生活が健全であれば、本来、人間は病気などしないはずなのに、赴任先のアフリカでは西洋文明との接点である大都市がまず欧米風の食生活に変わり、それに伴い、以前にはなかった病気が起こってきたとして、次のように証言しています。

「私がアフリカで最初に高血圧患者を見たのは、在任二八年目で、その患者は黒人で高裁の判事をしていました。また、病気知らずの黒人の若者を徴用してイギリス軍に入れると、イギリス兵と同じ病気を起こすようになるのです」

黒人の高裁判事は上流階級のため、西洋式の食生活になじんでおり、黒人の青年もまた、イギリス軍に入ることによって、イギリス式の食生活を送るようになったというわけです。

同じような話は、注意深く世の中を見渡してみれば、いくらでも探し出すことができます。

例えば、アメリカ建国の父であるベンジャミン・フランクリンは自ら菜食主義を実践、少食と節制に努める者こそが健康も富も得られ、幸福になれると説いていました。

玄米菜食で肺結核を治し、健康を手に入れた桜沢如一は、フランクリンの自伝を将来ある少年のために書き改めた『永遠の少年』の中で、その食事に関して、

「たいてい、ビスケットやパン一片、一つまみの干しぶどう、安もの店から買ってきたパイ、水一ぱいぐらいのものだった」

という伝記の一節を紹介。貧困の結果とはいえ、この粗末な食生活を、健康そして自由と幸福を手に入れる最大の秘訣として紹介しています。

もちろん、桜沢は当時のビスケットやパンやパイが、精製された小麦粉を使い、大量生産された現在のパンや農薬を使用した干しぶどうとは根本的に異なっていることも指摘しています。しかし、今日の栄養学的見地からすれば、不完全極まりないものですが、逆にだからこそ彼は世界の歴史に名を残す立派な人物になったのだと、強調しています。

その他、いわゆる菜食主義の偉人は欧米人の間でも、進化論のチャールズ・ダーウィン、インド独立の祖であり無抵抗主義のマハトマ・ガンジー、『森の生活』を書いた詩人ヘンリー・ソロー、神智学のルドルフ・シュタイナーなど、決して珍しい存在ではありません。

今日の日本に病人が増え、医療費が年間国家予算の三分の一を超えるという異常な現実を前にして、一体、どこでまちがってしまったのかを考えたとき、現代は栄養が足りないから、ビタミンが足りないから、あるいは野菜を採らないから病気になるというわけでは決してなく、逆に豊かな食事が病人を増やし、医療費を増大させていったことがわかってきます。

ぜいたくなものの採りすぎ、甘いものの食べすぎ、いろんなものの食べすぎによって、糖尿病をはじめとした成人病にかかるのです。極端なダイエットは別にして、逆に栄養失調になる場合も、まともな食事をしないで、ジャンクフードと呼ばれるファーストフード、カップ麺、菓子類、アイスクリームなどを食べ続けた結果なのです。

従って、病気を治そうというときには、一体何を食べすぎたのか、どこに食事の偏りがあったのかという点を考えるべきなのです。

マクロビオティックによってガンをはじめ、西洋医学が見放した難病が回復したという例は数多くありますが、機会があれば、ぜひ読んでほしいのが、日本でも翻訳が出ているフィラデルフィアの大病院の院長であるアンソニー・J・サティラロの『がん・ある完全治癒の記録』(日本教文社)と、砂糖の恐ろしさを暴いた作家ウィリアム・ダフティが書いた『砂糖病』です。

『がん・ある完全治癒の記録』は末期の前立腺ガンで、あと数年の命だと宣言された四七歳の医師が、マクロビオティックに出会い、インチキを暴いてやろうと考えながらも、玄米菜食で徐々にマクロビオティックでガンを克服するまでを記録したものです。

医者として、あくまでも「自分の例は特殊なケースかもしれない」という姿勢を忘れずに、客観的にしかも十分に科学的な態度で書かれている貴重なレポートだと思います。

『砂糖病』は砂糖の恐ろしさを自ら体験し、砂糖漬けであったダフティが、マクロビオティックで健康を取り戻し、自らの肉体と精神を蝕んだ砂糖の害と、その社会的、歴史的背景をジャーナリストとして追究したものです。

本書にあるように、砂糖もまた「白い麻薬」と呼ばれ、阿片同様、初めは薬として使用され、最終的には常用癖をもたらす感覚的嗜好品として用いられるようになったのです。

「砂糖ほど体に悪いものはない。なぜなら、砂糖が消化、解毒、除去されるためには、身体全体に蓄えられた貴重なビタミン類やミネラル類が必要とされるからだ。砂糖はこれらの物質を使い果たし、吸い取るのである」「砂糖を毎日摂取し続けると、血液が酸性過多の状態になるので、この不均衡状態を矯正するために、体の内部深く蓄積されたミネラル類がどんどん要求される。そして、最後には、血液を守るために大量のカルシウムが骨や歯から奪われることになり、骨や歯は脆くなり、身体全体の虚弱化が始まる」と、本書にはあります。

社会的、歴史的背景をも含めて、白い麻薬といわれる砂糖の恐ろしさを余すところなく描いて、実に興味深いレポートになっています。

『朝日新聞』(一九九八年三月一七日)の「天声人語」は、サンフランシスコ近郊の公立中学校が「学校菜園」を始めた話を紹介しています。その中学校の昼食は菜園でつくった野菜を材料に生徒たちがこしらえるのですが、かつては荒れた学校が菜園と料理づくりを始めたところ、徐々に穏やかになっていったということです。その評判が伝わり、いまでは一〇〇〇を超える公立中学校に、こうした菜園があるということですが、もともとは有機農法の食材しか使わない自然食レストランのオーナーが荒れた学校の様子を見て、校長に菜園づくりを薦めたのがきっかけでした。

<「子どもたちは出来合いのファーストフードばかり食べている。体にも、心の健康にも悪い」食事の乱れは学校の乱れ、ひいては国の乱れ>というオーナーの言葉が引用されていますが、正しい食事と土地や自然に親しむことによって、すさんだ心が癒されていくというわけです。

実際に、マクロビオティックを始める動機は人それぞれちがうと思いますが、単に病院では治りにくい病気を治したいということで始める人と、平和な社会、心のやすらぎを実現し、精神的な向上をはかりたいという人とに大きく分けられると思います。そのいずれの場合も、入口は毎日の食生活であり、毎日の生活の在り方です。

その意味では、これはあくまでも私たち一人一人がやらなければなりません。マクロビオティックというのは、そういうものであり、正しい食と生活の在り方を通して、病気とは無縁な健康体を手に入れるのです。あるいは、心の健康を手に入れ、犯罪や暴力といったものを起こさなくなり、自ずから世界の平和、人類の平和というものを考える意識が生まれてくるものなのです。そういう人たちが手を取り合って、国籍、宗教、イデオロギーといったものを乗り越えて、もっと根本的な人間として、人類として、一人一人が手を握り合う。その世界を私たちはワン・ピースフル・ワールドと呼んでいるのです。

それは、様々な欲望や対立がある現実の世界ではなく、宇宙と人間とは一つであるという宇宙の秩序が根本にある、本来の人間の生きる世界です。現実の世界の教育については、ハーバード大学や東京大学など、いろんな学校があります。しかし、人間の生きる世界に関する教育に関しては、特別な学校があるわけではありません。

宇宙そのもの、自然そのもの、人々そのものが学校なのです。

その意味では、自分自身で探して、少しずつ学んでいくしかないわけですが、その際、必要になってくるマクロビオティックに関する情報や、病気に関するカウンセラー、健康相談の手がかりはあるのか？

あるいは、マクロビオティック料理に基づくオーガニックの玄米や野菜、豆類、果物、お茶、自然塩、長期醸造の味噌や醬油、マクロビオティック理論に基づく食材と調理法でできた惣菜類は、どうやって手に入れたらいいのか？

さらには、料理教室や久司マクロビオティック・セミナーに参加するにはどうしたらいいのか？マクロビオティック食を実践していく過程で様々な疑問が生じ、ときにはアドバイスが必要になることもあるかと思います。久司マクロビオティックに関する一切の問い合わせ、相談、セミナー等の案内に関しては、巻末の連絡先までお願いします。

参考文献

(1)『マクロビオティック健康法』久司道夫著（日貿出版社）
(2)『マクロビオティック食事法（上）（下）』久司道夫著（日貿出版社）
(3)『マクロビオティック入門』久司道夫著（かんき出版）
(4)『穀菜食のＡＢＣ』ミチオ・クシ著（正食出版）
(5)『原子転換というヒント』久司道夫著（三五館）
(6)『プリオン病』山内一也・小野寺節著（近代出版）
(7)『食べものクライシス』現代農業増刊（農文協）
(8)『エイズ！　アメリカの闘い』マサコ・コバヤシ・ウィーズナー著（ＴＢＳブリタニカ）
(9)『食べてガンを治す』石原結實著（ＰＨＰ研究所）
(10)『癌が消えた』Ｃ・ハーシュバグ、Ｍ・Ｉ・バリシュ共著（新潮文庫）
(11)『一億半病人を救う道』岩尾裕之・沼田勇・田村真八郎著（農文協）

(12)『食原性症候群』大沢博著（ブレーン出版）
(13)『砂糖病』ウイリアム・ダフティ著（日貿出版社）
(14)『オーガニック食品』山口智洋著（日経BP社）
(15)『ガンは栄養療法で治る』パトリック・クイリン著（中央アート出版社）
(16)『ゼン・マクロビオティック』桜沢如一著（日本CI協会）
(17)『宇宙の秩序』桜沢如一著（日本CI協会）
(18)『The Cancer—Prevention Diet』ミチオ・クシ著（セント・マーチンズ・プレス社）
(19)『AIDS、MACROBIOTICS&NATURAL IMMUNITY』ミチオ・クシ他著（ジャパン・パブリケーションズ社）
(20)『OTHER DIMENSIONS』ミチオ・クシ著（アベリー・パブリッシング・グループ）

久司道夫の著書

1．英文による著書は60数冊（その多くは数ヶ国語に翻訳され発行）

2．日本文による著書（表示価格は税抜き）

1．マクロビオティック健康法	日貿出版社	2,060円
2．マクロビオティック食事法・上	日貿出版社	1,800円
3．マクロビオティック食事法・下	日貿出版社	2,300円
4．がん「ある完全治癒」の記録（アンソニー・サティラロ著）	日本教文社	1,440円
5．穀菜食のＡＢＣ	正食出版	1,480円
6．原子転換というヒント	三五館	1,300円
7．マクロビオティック入門	かんき出版	1,400円
8．マクロビオティック「自然療法」	日貿出版社	2,600円
9．久司道夫のマクロビオティック四季のレシピ	東洋経済新報社	1,700円

〈著者紹介〉

久司道夫（くし　みちお）

1926年、和歌山県に生まれる。東京帝国大学卒。同大学院修了と同時に渡米。ニューヨークのコロンビア大学大学院にて国際政治学、ことに世界連邦について研究。

出雲出身のアヴェリーヌ・偕子《ともこ》夫人とともに世界平和の実現を目指して、アメリカでの活動を開始する。

1960年代より人間性の開発のため、南北アメリカ、ヨーロッパ各地での正しい食事法の普及、自然食・オーガニック農業の啓蒙、東洋文化の紹介、代替補完医療の開発などに専念。

その後、40年にわたる業績が認められ、1994年、国連著述家協会優秀賞受賞。1999年、米国国立歴史博物館（スミソニアン博物館）でのクシ・ファミリー資料の蒐集が開始され、米国議会における業績公認の決議が行われる。現在、クシ財団、クシ学院、イーストウェスト財団、ワンピースワールド会長。

◎著者連絡先

The Office of Michio Kushi
62 Buckminster Road Blookline, MA02445
TEL: 617-232-6876　FAX: 617-734-0635

・　公式ホームページ
http://www.michiokushi.org/
・　日本語公式ホームページ
http://www.kushimacrobiotics.com/

[新版] 地球と人類を救うマクロビオティック

2001年11月15日　初版第1刷発行
2008年12月15日　初版第4刷発行

著　者　久司道夫
発行者　韮澤潤一郎
発行所　株式会社たま出帆
〒160-0004 東京都新宿区四谷4-28-20
☎03-5369-3051（代表）
印刷所　東洋経済印刷株式会社

ISBN 978-4-8127-0152-2